SVEN BACH · BENJAMIN BREITMAIER

Abnehmen mit der MINUS-20%-Regel

Wohlfühlgewicht erreichen und halten

Sven Bach:
Meine Geschichte, mein Erfolgskonzept

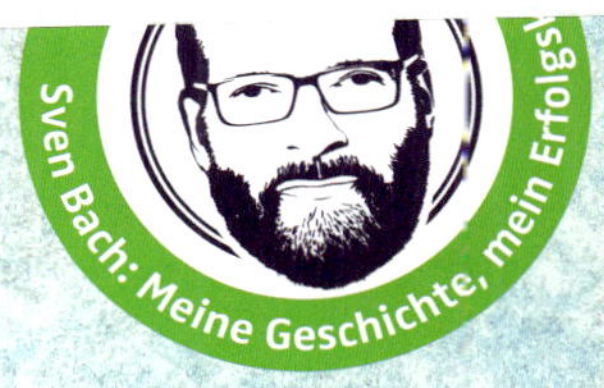

humboldt

INHALT

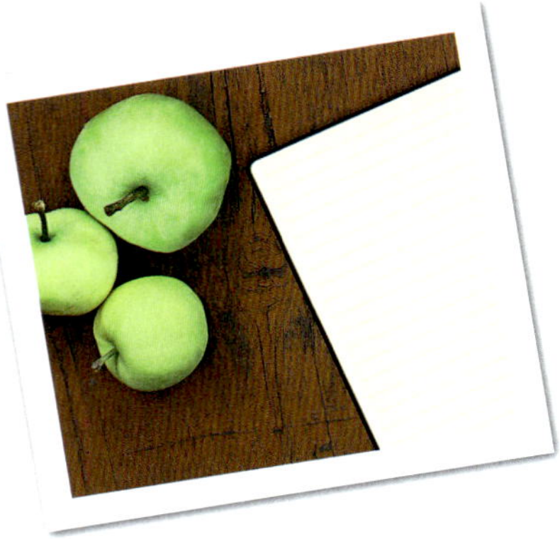

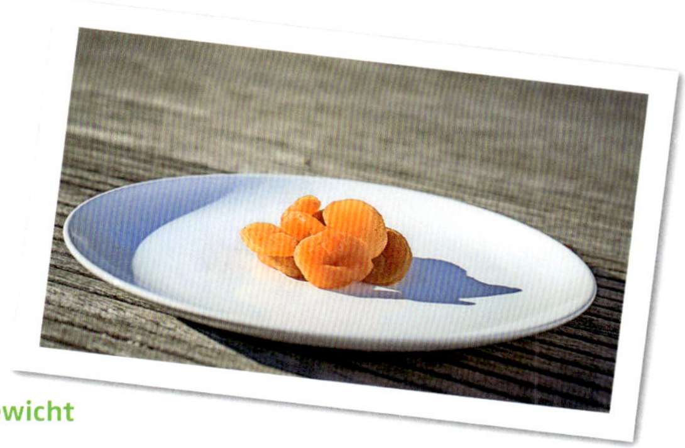

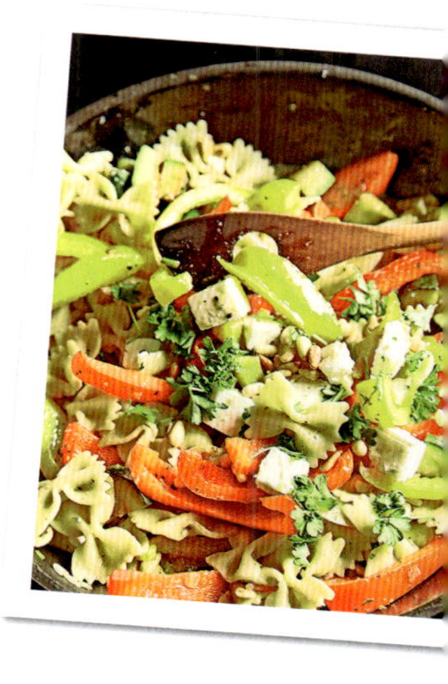

VORWORT

Liebe Leser,

in den letzten 20 Jahren durfte ich über 2000 Menschen auf ihrem Weg in ein gesünderes Leben begleiten. Jeder Weg war anders, doch meine Patienten und mich verbindet bis zum heutigen Tag eine Tatsache, die oft noch unterschätzt wird: Das Glück eines Menschen hängt zu einem bedeutenden Teil von seinem Körpergewicht ab. Das hat nichts mit der Jagd nach Schönheitsidealen zu tun. Nein, es geht um unsere Gesundheit. Jeder von uns hat hunderte Probleme, die ihn täglich beschäftigen. Bis zu dem Tag, an dem wir krank werden. Dann gibt es nur noch ein Problem: wieder gesund zu werden. Und selbst wenn der Dschungel an Halbwahrheiten und Falschinformationen über Ernährung und Übergewicht undurchdringlich scheint, lässt sich eine Aussage ohne jeden Zweifel treffen: Übergewicht bedeutet nicht, „sich ein bisschen gehen lassen“ oder „Hey, dein Hemd spannt aber mittlerweile ganz schön“. Übergewicht raubt Menschen Jahre ihres Lebens, geht ans Selbstbewusstsein – und scheint für viele unbesiegbar.

Auch nach Jahrzehnten der Forschung, nach einem nicht abreißenden Strom an schlauen Artikeln zum Thema Diäten glauben wir immer noch an den schnellen Weg, das Übergewicht loszuwerden. An „Schlank im Schlaf“ oder „Fünf Pfund weniger in einer Woche“, an das neueste „Superfood“, das den Körper wie von selbst zur Athletikmaschine macht. Darum ist eine der zentralen Aussagen dieses Buches: Es gibt keine Diät, die funktioniert.

Punkt. Aus diesem Grund geht dieses Buch in eine andere Richtung: Hier gibt es keine Abkürzungen, keine Wundermittel. Hier gibt es nur Fakten und echte Geschichten von Menschen, die es geschafft haben, den Kampf gegen ihr Übergewicht erfolgreich zu bestreiten. Geschafft haben sie das nicht mit einer Diät, sondern, weil sie auf Dauer die richtigen Dinge in ihrer Lebensweise änderten. Und das möchte ich mit diesem Buch vermitteln: Es gibt die berechtigte Hoffnung für jeden, sein Gewicht auf einen Wert einzupendeln, mit dem er sich wieder wohlfühlt – auf Dauer, ganz ohne Wundermittel.

Meine Patienten bekommen von mir ein weißes Blatt, auf dem steht, was sie ab jetzt essen sollen. Dieses Blatt hat es in sich. Das ist kein pauschaler Plan, mit dem sich Fett im Schlaf auflöst, sondern eine Starthilfe in ein neues Leben. Das klingt ziemlich großspurig. Was es aber nicht weniger wahr macht. Doch warum sollten sich diese Menschen von mir etwas sagen lassen? Das machen die meisten erst, wenn ich ihnen meine eigene Geschichte erzähle.

Ihr

Sven Bach

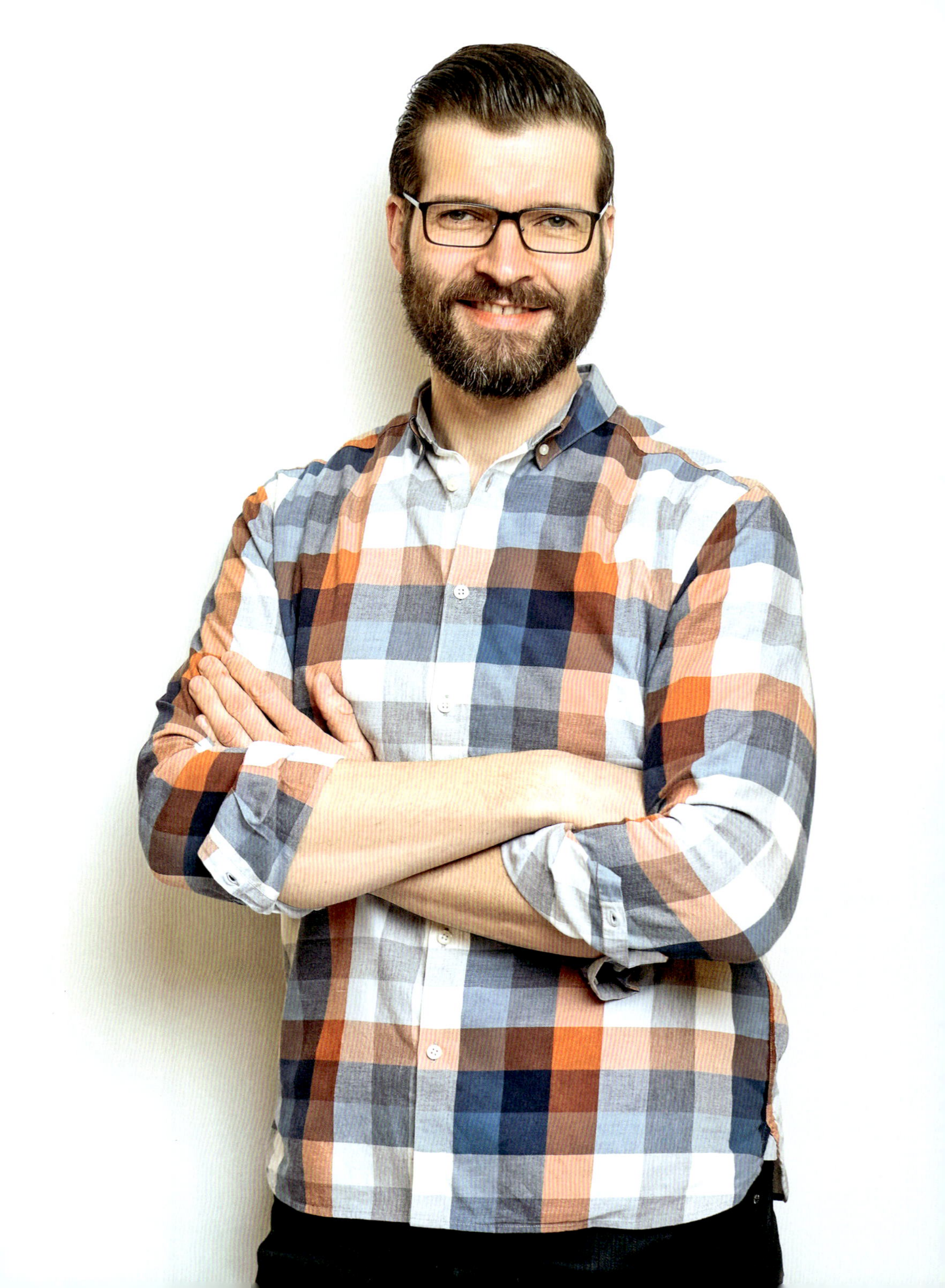

WARUM IST SCHLANK SEIN SO SCHWER?

Wie aus einem dicken Kind und Teenager ein normalgewichtiger Diätassistent wurde – das ist meine Geschichte. Danach erkläre ich Ihnen, warum Übergewicht nicht einfach Disziplinlosigkeit ist und wieso es gar nicht so einfach ist, die ungeliebten Pfunde loszuwerden. Eines schon vorweg: „Gar nicht einfach" heißt nicht unmöglich!

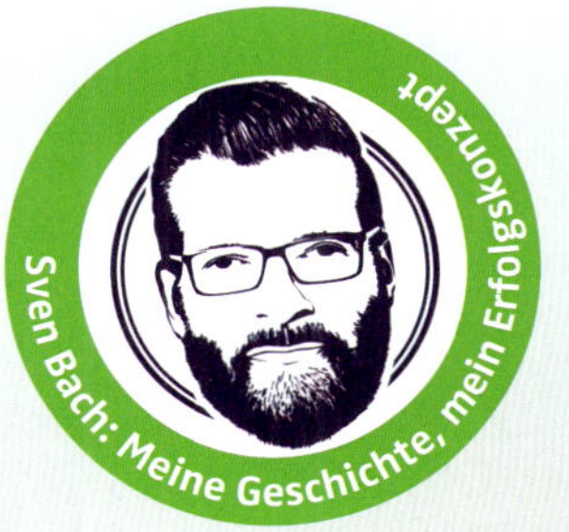

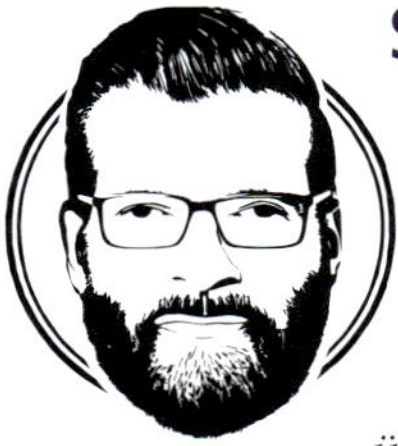

Svens Geschichte: von 140 auf 70

Es war der Tag meiner Musterung, der 30. Juni 1994. Ich hockte in einem Zimmer des Kreiswehrersatzamts in Karlsruhe. Da saß ich nun, 1,98 Meter groß, 73 Kilogramm schwer, auf dem unbequemen Stuhl, um demnächst einem Arzt gegenüberzutreten, der herausfinden sollte, ob dieser Hagerling tauglich für den Dienst an der Waffe sei. Mit 19 wusste ich noch nicht im Ansatz, was ich mit meinem Leben anfangen wollte. Was für mich jedoch feststand, war, dass ich nie wieder 141 Kilogramm wiegen wollte. Vor der Bundeswehr hatte ich hauptsächlich Angst, weil ich befürchtete, dort meine Diät nicht fortführen zu dürfen.

Ich arbeitete damals als Austräger bei der Deutschen Post. Mein Frühstück nahm ich um halb vier Uhr morgens ein, es bestand aus einem halben Liter Kaffee und zwei Scheiben Pumpernickel mit Marmelade. Die nächste Mahlzeit stand mittags um drei an, oft nur eine Dose Karotten oder Erbsen. Manchmal gab es noch etwas Obstsalat mit fettarmem Joghurt, an guten Tagen eine Banane. Abends aß ich drei Brötchen mit Marmelade. Ich hatte mir alles exakt ausgerechnet: Ich nahm jeden Tag 1600 Kalorien zu mir, und das schon über ein Jahr lang. Nur am Wochenende gab es ab und zu einen Exzess mit einem Berg Chicken Nuggets plus zwei Cheeseburgern bei McDonalds.

> !
>
> Über ein Jahr lang nahm ich täglich nicht mehr als 1600 Kalorien zu mir.

Für einen Mann meiner Größe bedeuteten 1600 Kalorien Mangelernährung, vor allem, wenn man mein intensives Sportprogramm miteinbezieht. Als Austräger legte ich Strecken von zwölf bis 15 Kilometern am Tag zurück, zusätzlich ging ich viermal in der Woche zehn Kilometer joggen.

Hier saß ich nun und hinter mir lag eine der wichtigsten Phasen meines Lebens. Vor über einem Jahr hatte ich mein Leben radikal verändert und die vergangenen 16 Monate waren geprägt von einem Kampf, den ich mit dem Wissen, das ich heute habe, nie auf diese Art und Weise ausgefochten hätte.

Die radikale Umstellung meines Lebens hatte natürlich einen Grund. Sie begann mit einer Feststellung, die jeder Patient macht, der heute den Weg in meine Praxis findet. Es ist der Moment, wenn anstelle eines undefinierten Problembewusstseins der ehrliche Wille zur Veränderung tritt: „So kann es nicht weitergehen." Bei mir war es der 2. März 1993. Ich wog 141 Kilogramm, trug Jogginghosen mit Gummibund, hatte 60 Zentimeter lange Haare und war der festen Überzeugung, dass ein zerfleddertes Batik-Shirt der Heavy-Metal-Band Morgoth als Alltagskleidung völlig in Ordnung war. An jenem Tag fasste ich den Entschluss, dass sich etwas ändern musste.

!

Im März 1993 wurde mir klar, dass sich etwas ändern musste.

So wurde ich dick

Meine Gewichtsprobleme fingen bereits in meiner Kindheit an. Die Informationslage über Softdrinks war in den 1980er-Jahren noch dünn. Als ich klein war, betrieben meine Eltern einen Getränkehandel, die Folge war ein unbeschränkter Zugang zum süßklebrigen Flüssig-Gift für den kleinen Sven. Hinzu kam die gute Milch von den Nachbarskühen. „Der Junge muss weniger essen" – das war damals die einzige Empfehlung des Hausarztes, als deutlich wurde, dass ich deutlich dicker als meine Klassenkameraden war. Doch so viel aß ich gar nicht. Meine Mutter ist eine fantastische Köchin, aber übermäßig groß waren meine Portionen damals nicht. Trotzdem zeigte die Waage 81 Kilogramm an. Ich war gerade einmal zehn Jahre alt.

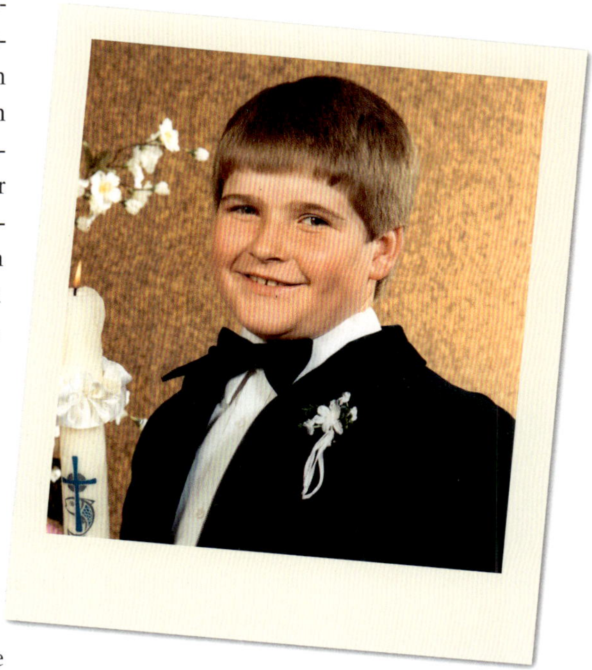

!

In meiner Jugend waren Softdrinks meine ständigen Begleiter.

In der Pubertät setzte dann ein kaum zu bändigender Hunger ein und die Softdrinks waren weiterhin meine ständigen Begleiter. Hätte man meiner Mutter gesagt, dass ihr Junge jeden Tag knapp 300 Gramm reinen Zuckers (drei Liter Softgetränke) trank, sie hätte wohl direkt Schnappatmung bekommen. Flüssigkeit verschleiert Energie. Das Ergebnis ist heute bei einem großen Teil meiner Patienten zu sehen und war auch damals bei dem kleinen Sven eindeutig. „Einfach weniger essen" funktioniert nicht, wenn die Gründe für Übergewicht in bunten Durstlöschern verborgen liegen.

15 Jahre alt, 120 Kilogramm schwer. Ich war nicht mehr pummelig, ich war fett. Mein Freundeskreis hatte kein großes Problem mit meinem Gewicht. Noch war ich viel draußen, spielte Fußball. Doch die Hänseleien und angewiderten Blicke in meinem Umfeld nahmen zu. Dass sich mein Gewicht zu einem ernsten Problem entwickelte, war mir damals in meinem jugendlichen Leichtsinn noch nicht klar. Ich aß oft exzessiv, vor allem in den Ferien. Drei Liter Spezi plus zehn Leberkäswecken an einem Vormittag waren normal. Ich weiß noch, wie ich einmal mit meinem besten Kumpel Lucky in zehn Tagen Pfingstferien wirklich 100 von den fettriefenden 400-Kalorien-pro-Stück-Ungeheuern wegmampfte, ohne den Anflug eines schlechten Gewissens. Der ernährungsphysiologische Nutzen von den im Schwabenland so beliebten „LKWs" ist vergleichbar mit dem Austrinken eines Bechers Frittieröl. 8000 Kalorien am Tag – eine Energiemen-

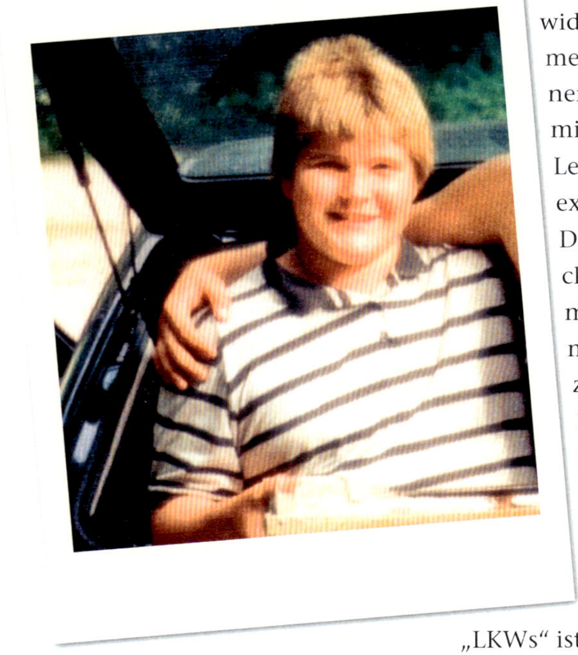

ge, die sonst nur die härtesten Extremsportler der Welt zu sich nehmen.

Außerhalb der Ferien lag meine Energiezufuhr im Durchschnitt immer noch bei etwa 4500 Kalorien – rund 1000 Kalorien über meinem eigentlichen Bedarf. Die Rechnung, welche Auswirkungen ein derartiges Übermaß an Energiezufuhr auf den Körper hat, ist relativ einfach: Ein Kilogramm Körperfett trägt die Energie von 7000 Kalorien in sich. Wenn also ein erwachsener Mensch jeden Tag 1000 Kalorien mehr zu sich nimmt, als er verbrennt, bedeutet das eine Gewichtszunahme von rund 50 Kilogramm im Jahr. Das war für mich die harte Realität.

!

In meinen Hochzeiten aß ich 4500 Kalorien pro Tag!

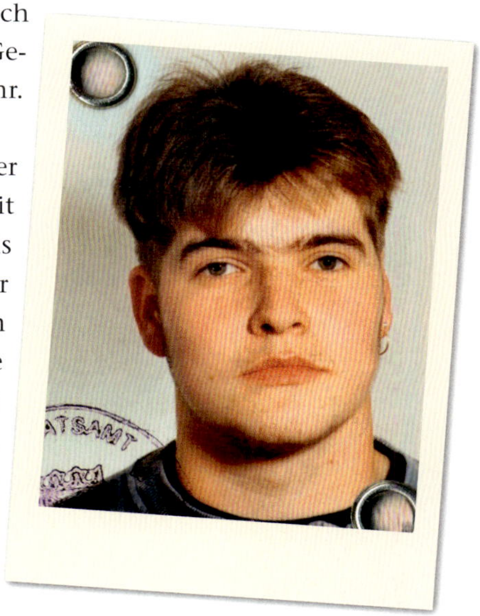

Alles kein Problem, ich befand mich immer noch im Wachstum, trieb regelmäßig Sport mit meinen Freunden. Ernst wurde die Lage erst, als mein Mofa den Geist aufgab. Meine Mobilität war dahin, mit ihr auch der Wille, wirklich etwas an meiner Situation zu ändern. Mein Gewicht wurde zum Gefängnis. Es gab keine passenden Hosen mehr für mich, also hörte ich mit dem Tanzen auf. Den Anblick von einem Hünen in Jogginghosen, der Disco-Fox tanzt, wollte ich niemandem zumuten. Im Winter fraß ich mir 20 Kilogramm Frust auf die Rippen. Nur auf Partys ging ich noch ab und zu. Dort war als Abendration ein halber Kasten Weizenbier pro Person keine Seltenheit. 2500 flüssige Kalorien innerhalb von zwölf Stunden.

Die Wende

Am 2. März 1993 war ich auf solch einer Party. Mein bester Kumpel Lucky feierte Geburtstag. Ich wollte nach einer Freundin sehen, die Migräne hatte, in dem Zimmer stand eine Waage, eines dieser alten Dinger mit Ziffernblatt, das sich im Kreis dreht. Ich stellte mich darauf. Das Ziffernblatt wurde von meinem Bauch fast verdeckt, doch selbst bei freier Sicht konnte ich mein Gewicht von dem Gerät nicht ablesen. Die Analogwaagen der 1990er-Jahre zeigten nur Werte bis 120 Kilogramm an, als ich auf dem Ding stand, war der Zeiger auf Anschlag. Es war das erste Mal, dass ich mir wirklich eingestand: „Das passt alles nicht mehr.“ Mein Vater hatte schon vor Jahren gesagt, dass es bei mir irgendwann mal „eine Waage verreißt“. Der Spruch war zur bitteren Realität geworden. Auf der Party sagte ich zu jemandem: „Die Waage ist kaputt.“ Die Antwort sollte ich nie wieder vergessen: „Nee. Du bist einfach zu fett geworden.“

!

Irgendwann war ich zu dick für die Waage.

Zugegeben, die Erfahrung auf der Waage war nicht der einzige Grund. Es gab da noch Katja – eine Gymnasiastin, für die ich schwärmte. Die Vorstellung vom 141 Kilogramm schweren Typen mit Hauptschulabschluss, der mit einer hübschen Gymnasiastin händchenhaltend am Neckar entlangschlendert, war für mich so realistisch wie sprechende Sumpfhühner. Wollte ich ihr gefallen, musste ich von den 141 Kilogramm runter. Den letzten Anstoß gab dann die Reaktion einer Azubine in der Volksbank Horb, die trotz offensichtlicher Mühe ihr Entsetzen über meine wenig schmeichelhafte Erscheinung nicht kaschieren konnte.

Ich nahm ab

Ich wollte abnehmen. Doch wie sollte ich das anstellen? Ich wusste eigentlich nur, dass ich weniger essen musste und dass der Konsum von Limo wahrscheinlich doch etwas mit dem Umfang meines Bauches zu tun hatte. Meine erste Kalorientabelle fand ich in der Apothekenumschau. Anfangs aß ich nur Joghurt und trank Mineralwasser, denn ich hatte gehört, dass Joghurt satt macht und wenig Kalorien hat. Nach und nach entwickelte ich meine Pumpernickel-Möhren-Diät. Mein geliebtes Spezi ersetzte ich durch zwei Liter Tee mit Süßstoff. Nach wenigen Monaten fing ich außerdem an, wie ein Verrückter zu rennen. Wür-

!

Nach und nach entwickelte ich meine Pumpernickel-Möhren-Diät.

de der 141 Kilogramm schwere Sven Bach heute in meiner Praxis auftauchen, ich hätte ihm dringend davon abgeraten, seinen Plan umzusetzen. Zu gravierend sind die Folgen einer derart radikalen Umstellung des Lebenswandels.

Ende des Jahres 1993 wog ich nur noch 100 Kilogramm. Freunde, die mich zum ersten Mal seit Luckys Geburtstag im März wiedersahen, fiel es schwer zu glauben, dass der gleiche Typ vor ihnen steht. Außerdem saß an dem Abend ein Mädchen neben mir auf dem Sofa. Wir kamen ins Gespräch. Es war so ziemlich das erste Mal, dass ich mit einiger Sicherheit sagen durfte: „Dieses Mädchen interessiert sich für mich."

Ich zog mein Programm noch verbissener durch. Als ich bei etwa 93 Kilogramm war, schickte mein Körper die ersten Warnsignale: Weniger als einmal in der Woche Stuhlgang zu haben, ist nicht normal. Außerdem war mir permanent kalt und ich fühlte mich nicht wohl. Ich hatte eine Essstörung entwickelt. Das wurde mir allerdings erst Jahre später klar. „Du siehst aus wie der Tod", sagten mir enge Freunde. Meine Mutter machte sich große Sorgen. Später erfuhr ich, dass sie manchmal Öl in meine Karotten gekippt hatte, ohne dass ich etwas davon mitbekam. Trotzdem machte ich weiter, hungerte mich runter bis auf 73 Kilo. So saß ich dann im Juni 1994 bei der Musterung.

Ich hatte es übertrieben

„Medizinisch sind Sie magersüchtig. 1,98 Meter groß, 73 Kilo, das ist massiv zu dünn", sagte die Ärztin. „Wie essen Sie denn?", fragte sie mich. Ich konnte damals nicht ahnen, dass ich zum ersten Mal eine kurze Anamnese erlebte, die Kurzversion eines Interviews, wie ich es heute mit mehr als 2000 Patienten geführt habe. Die Ärztin fragte mich direkt, ob ich schon einmal übergewichtig gewesen sei. Sie musste meine labbrigen Falten gesehen haben. „Ich finde, Sie sind schon ein bisschen mangelernährt", stellte sie fest. „Das finde ich gar nicht", gab ich bestimmt zurück, „ich fühle mich gut.“ Im gleichen Moment merkte ich selbst, dass ich log. Ich war zu dem Zeitpunkt permanent lustlos und ohne Antrieb.

Ich erzählte der Ärztin, dass ich mich für das Thema Ernährung interessiere. Bisher hatte ich meine Informationen jedoch nur aus Zeitschriften wie „Fit for Fun“. Sie empfahl mir daraufhin einige Bücher und ich hörte zum ersten Mal von der Deutschen Gesellschaft für Ernährung. Die Werke „Leitlinien im Bereich Ernährung“ von Professor Dr. Casper oder „Grundfragen der Ernährung“ von Cornelia A. Schlieper sollten mein Leben verändern. Doch erstmal war die Musterung beendet und ich wartete auf das Ergebnis. Lange musste ich nicht warten: T5 – untauglich, weil zu dünn. „Mist“, dachte ich, „wie geht's jetzt weiter?“

Die Frage nach meiner Zukunft hat sich zum Glück geklärt. Erst einmal ließ mich das Thema Ernährung nicht mehr los. Ich las die Bücher, die die Ärztin mir empfohlen hatte, probierte verschiedene Diäten und Ernährungsformen aus, allerdings hat mich keine wirklich überzeugt. Auch hatte ich riesige Angst, wieder zuzunehmen, nachdem ich mich so lange so gequält hatte. Irgendwann pendelte sich mein Gewicht bei 82 Kilogramm ein. Im Jahr 1998 passierte es dann: Ich bekam ein gutes Ausstiegsangebot von der Deutschen Post und begann eine Ausbildung zum Diätassistenten am Universitätsklinikum Ulm. Nach drei Jahren, mit 26 Jahren, war ich fertig mit der Ausbildung. Ab Herbst 2001 arbeitete ich sechs Jahre lang im Krankenhaus Sindelfingen. 2007 wagte ich den Schritt ins Ungewisse – ich machte mich selbstständig. Der Grund? Übergewicht war zur Volkskrankheit geworden. Und ich wusste, dass ich mit meinem Wissen und meiner Erfahrung den Menschen helfen konnte.

!

Der große Umbruch kam 1998: Ich begann eine Ausbildung zum Diätassistenten.

Übergewicht ist nicht einfach Disziplinlosigkeit

Übergewicht kostet unsere Gesundheit und unser Geld

Jahrzehntelang stieg die Lebenserwartung der Menschen in Industrienationen. Gründe waren die bessere Gesundheitsversorgung, kein Hunger, weniger Kriege, bessere Hygiene. Doch im Januar 2018 titelte die Süddeutsche Zeitung „Lebenserwartung in Industrienationen sinkt". Die möglichen Gründe dürften keinen verwundern: „Ungesunde Lebensgewohnheiten, Fettleibigkeit und damit verbundene Krankheiten." Bereits im Jahr 2006 erklärte Marc Danzon, der WHO-Leiter in Europa, dass sich Europa zu einer „adipogenen" Umgebung entwickelt hätte. „Noch nie waren Lebensmittel so preisgünstig wie heute, am billigsten sind Produkte mit hohem Fett- und Zuckeranteil", schrieb Danzon. Das ist mittlerweile zehn Jahre her, und leider ist seitdem die Zahl der übergewichtigen Menschen unter uns noch weiter angestiegen.

!

Ungesunde Lebensgewohnheiten wirken sich negativ auf die Lebenserwartung aus.

Billig ist nicht immer gut

Ein wichtiger Aspekt, der zu unserer ungesunden Lebensweise beiträgt: Wir geben nur schlappe zehn Prozent unseres Einkommens für Lebensmittel aus. Das hat eine Untersuchung des Finanzportals Vexcash gezeigt. Schlimmer sind nur Länder wie die Vereinigten Staaten an der Spitze mit 6,4 Prozent oder Großbritannien auf Platz 2 mit 8,2 Prozent – alles Länder mit verheerenden Gesundheitswerten ihrer Bevölkerung. Im Vergleich: Menschen in Nigeria geben 56 Prozent ihres monatlichen Einkommens für Lebensmittel aus. Natürlich liegen die geringen Ausgaben in Deutschland auch daran, dass wir einfach mehr verdienen. Dennoch mache ich den harten Wettbewerb der deutschen Discounter und den nicht enden wollenden Zugang zu

!

Wir Deutschen essen zu viele billige Lebensmittel.

billigen und schlechten Lebensmitteln mit für das immer noch fehlende Preisbewusstsein bei Lebensmitteln verantwortlich.

Oft sitzen wir Falschinformationen auf

!

Leider kursieren immer noch viele Falschinformationen über Ernährung.

Es wäre zu einfach, Politik und Gesellschaft für unser Übergewicht verantwortlich zu machen. Viele Menschen glauben immer noch fest daran, dass ein Tomaten-Mozzarella-Salat quasi keine Kalorien hat, und sind der Überzeugung, dass „Heilfasten" der Heilige Gral unter den Detox-Optionen für unseren Körper ist. Das soll kein Vorwurf sein, sondern ein Hinweis darauf, wie viele unglaublich falsche Informationen über unsere Ernährung im Umlauf sind – und auch über die Behandlung von Übergewicht. An dieser Stelle komme ich ins Spiel. Meine Arbeit besteht nicht nur aus weißen Blättern mit Ernährungsplänen darauf. Eine meiner wichtigsten Aufgaben als Diätassistent ist, gemeinsam mit Ihnen der Frage auf den Grund zu gehen, warum Sie so sind, wie Sie sind.

Keiner ist gerne übergewichtig

Ich schrieb es bereits im Vorwort dieses Buches und ich schreibe es noch einmal: Kein Mensch ist übergewichtig, weil er einfach nur faul ist. Trotzdem behandeln wir übergewichtige Menschen oft wie Aussätzige. Der etwas zu lange Blick auf der Straße, das Kichern hinter vorgehaltener Hand, das teurere Flugticket, wenn ein Platz nicht mehr ausreicht. Was hinter den Kilos steckt, welche Lebensgeschichte, spielt im schnellen Urteil keine Rolle. „Die Ergebnisse beweisen, dass die Diskriminierung wegen Fettleibigkeit und ihre negativen Folgen höchst relevante Probleme in der Gesellschaft sind." Dieser Satz steht in einem Artikel in der Ärztezeitung aus dem Jahr 2015. Er stammt von Jenny Spahlholz, einer Wissenschaftlerin, die mit ihrem Team internationale Studien zu dem Thema ausgewertet hat.

Sogar Ärzte behandeln übergewichtige Patienten schlechter als normalgewichtige. „Jüngste Forschungsarbeiten zeigen, dass dicken Patienten oftmals nur zur Gewichtsabnahme geraten wird, während bei Normalgewichtigen CT-Aufnahmen, Bluttests oder Physiotherapie angeordnet werden", erklärte die US-Psychologin Joan Chrisler in einem Artikel der Süddeutschen Zeitung im August 2017. Die Wissenschaftlerin befasst sich schon seit Jahren mit den Auswirkungen des sogenannten „Fat Shamings" – der Diskriminierung übergewichtiger Menschen. Chrislers Ergebnisse kann ich nur bestätigen. Vor allem die Geschichte von Jutta Denk, die ich später erzähle, zeigt, wie Symptome von ernsten Erkrankungen leichtfertig auf das Übergewicht eines Patienten geschoben werden – obwohl Übergewicht oft ein Symptom für ernste Erkrankungen sein kann. Die ständige Diskriminierung kann wiederum ein Grund dafür sein, warum Menschen überhaupt Probleme mit ihrem Gewicht bekommen. Meiner Erfahrung nach ist das Wechselspiel mit unserer Psyche einer der wichtigsten Gründe für die Entstehung von Übergewicht.

!

Bittere Wahrheit: Übergewichtige Menschen werden von Ärzten oft schlechter behandelt.

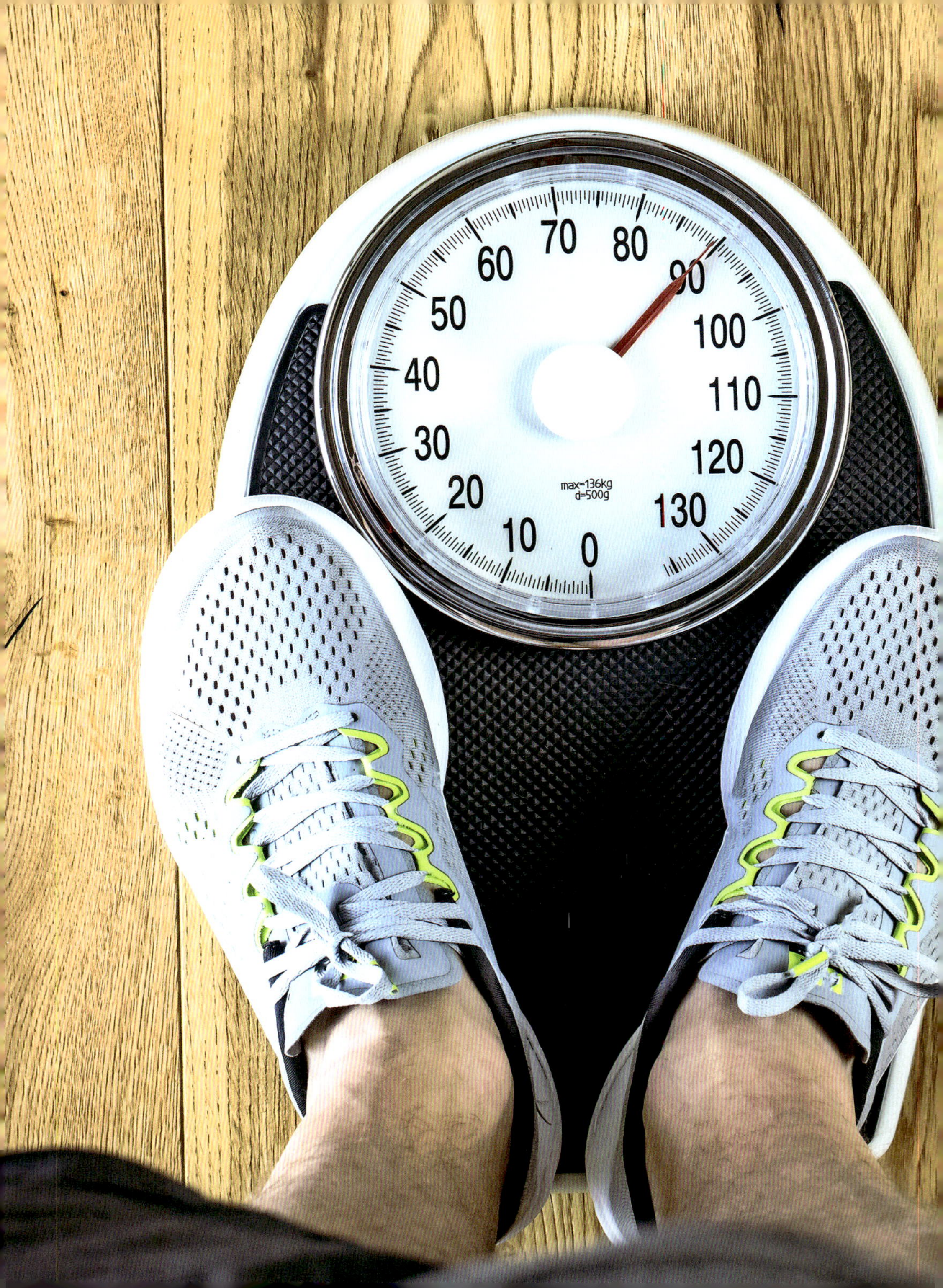
0 10 20 30 40 50 60 70 80 90 100 110 120 130
max=136kg
d=500g

GRÜNDE FÜR ÜBERGEWICHT ODER: WIE VIELE KALORIEN DÜRFEN ES SEIN?

Es gibt viele Gründe dafür, warum jemand übergewichtig ist. Die Ernährung steht ganz oben auf der Liste, aber auch Psyche, Gene und nicht zuletzt unser Lebensstil spielen eine wichtige Rolle. Daher gibt es zwar keine allein selig und schlank machende Diät oder Ernährungsform. Wer jedoch alle Faktoren, die bei ihm zum Übergewicht führten, kennt, kann trotzdem abnehmen!

Jeder Mensch braucht unterschiedlich viele Kalorien

Von den äußeren Faktoren, die dazu beitragen, dass wir Deutschen immer mehr mit Übergewicht zu kämpfen haben, kommen wir nun zu uns. Jetzt werfen wir einen Blick auf den Alltag, darauf, was Sie täglich zu sich nehmen, und darauf, was Sie täglich zu sich nehmen sollten. Denn ein nicht zu knapper Teil meiner Arbeit als Ernährungsberater dreht sich um ein ziemlich sperriges Wort, hinter dem weit mehr steckt als die 2000 Kalorien, die als Durchschnittsbedarf auf jeder Burgerverpackung zu finden sind. Es geht um Ihren Gesamtenergiebedarf. Oder anders ausgedrückt: Die Menge an Kalorien, die Sie täglich zu sich nehmen sollten.

!

Jeder Mensch hat einen ganz individuellen Kalorienverbrauch.

Die empfohlenen 2000 Kalorien pro Tag auf der Burgerverpackung sind nur Schall und Rauch. Unser eigentlicher Energiebedarf setzt sich aus einer Reihe von Einflussfaktoren zusammen, aus denen Sie sich selbst zusammenbasteln müssen, welche die sinnvollste Energiemenge für den eigenen Körper ist. Das hört sich komplizierter an als es ist. Es hat auch nur am Anfang etwas mit dem klassischen Kalorienzählen zu tun. Bei einer bewussten Ernährung werden Sie mit der Zeit feststellen, dass Sie ein sehr gutes Gefühl für Ihren eigenen Körper entwickeln, wenn Sie erst einmal wissen, welche tägliche Energiemenge für Sie optimal ist.

Die Unterschiede sind beträchtlich

Genau deswegen greifen Pauschallösungen wie „Iss am Tag so und so viel von jenem, und du wirst so und so viel abnehmen" nicht. Deutlich wird das, wenn wir uns zwei Patienten von mir anschauen: Eine 55-jährige Dame mit Schilddrüsenunterfunktion, die jeden Tag etwa zehn Stunden vor dem Computer sitzt. Wenn sie drei belegte Brötchen mit Butter und Käse oder Wurst isst, reicht das schon fast für den Tag. Bei einigen älteren Frauen geht der tägliche Gesamtenergiebedarf nicht über 1700 Kalorien hinaus. Das heißt im Umkehrschluss, dass unter Umständen der Tagesbedarf an Energie schon mit zwei Mahlzeiten gedeckt sein kann.

Das krasse Gegenbeispiel ist Thomas. Thomas will im Fitnessstudio Muskeln aufbauen und kommt trotz Eiweißshakes und fleißigem Ackern an den Maschinen einfach nicht weiter. Das Problem ist: Er hat einen höheren Energiebedarf. Bei so viel Sport kommt er mit 2000 Kalorien nicht weit, es bleibt nicht mehr genug Energie, um Muskeln aufzubauen. Als er anfing, 3500 bis 4000 Kalorien zu sich zu nehmen, klappte es auch mit dem Muskelaufbau.

Es steht zu Recht die Frage im Raum: Wie finde ich meinen Gesamtenergiebedarf heraus?

Der Energiebedarf

Das Gewicht folgt einer denkbar einfachen Gleichung: Wenn Sie genau so viele Kalorien aufnehmen, wie Sie täglich verbrennen, wird Ihr Gewicht stabil bleiben. Mit dieser Rechnung gehen jedoch ein paar Fragen einher, die etwas schwerer zu beantworten sind, allen voran: Wie viel Kalorien brauche ich überhaupt? Denn nur wenn ich ungefähr weiß, was ich täglich an Kalorien, auch Energie genannt, brauche, kann ich abschätzen, ob ich mehr oder weniger Kalorien verbrenne als nötig. Grundlage dieser Rechnung ist die einfache Formel:

!

Der Gesamtenergiebedarf setzt sich aus Grundumsatz und Leistungsumsatz zusammen.

Grundumsatz × Leistungsumsatz =
Gesamtenergiebedarf (Gesamtumsatz)

Dabei beschreibt der **Grundumsatz** die Energiemenge, die der Körper bei völliger Ruhe und gleichbleibender Umgebungstemperatur benötigt, um lebensnotwendige Funktionen wie Atmung,

Stoffwechsel, Kreislauf und die richtige Körpertemperatur aufrechtzuerhalten. Individuelle Faktoren wie Körperbau, Gewicht, Größe, Alter und Geschlecht beeinflussen den Grundumsatz. Muskeln verbrauchen beispielsweise mehr Energie als Fett, und da Männer durchschnittlich mehr Muskelmasse und weniger Fettgewebe als Frauen besitzen, ist ihr Grundumsatz etwas höher. Das heißt aber auch: Vergrößern Sie Ihre Muskelmasse, zum Beispiel durch Sport, erhöht sich dadurch automatisch Ihr Grundumsatz. Weitere Einflüsse auf den Grundumsatz sind der Hormonhaushalt, Stress, Fieber, Medikamente oder klimatische Verhältnisse.

Zur Berechnung des Grundumsatzes eines Menschen existieren verschiedene Formeln. In meiner Praxis arbeite ich mit der Harris-Benedict-Formel, die zwar kompliziert aussieht, aber recht genaue Ergebnisse liefert. Beim Köpergewicht geben Sie bitte Ihr Wunschgewicht an, *nicht* Ihr aktuelles Körpergewicht! Greifen Sie zum Taschenrechner und rechnen Sie mit!

Berechnen Sie Ihren Grundumsatz mit der Harris-Benedict-Formel

Männer: Grundumsatz = 66,47 + (13,75 × Körpergewicht in kg) + (5 × Körpergröße in cm) − (6,76 × Alter)

Frauen: Grundumsatz = 655,1 + (9,6 × Körpergewicht in kg) + (1,85 × Körpergröße in cm) − (4,68 × Alter)

Der **Leistungsumsatz,** auch Arbeitsumsatz genannt, beschreibt die Energie, die der Körper zusätzlich zum Grundumsatz verbraucht. Insbesondere körperliche Aktivität steigert den Leistungsumsatz erheblich. Er wird mit Hilfe der sogenannten PAL-Werte („Physical Activity Level“) ermittelt. Diese Kennzahlen benennen, wie viel sich ein Mensch am Tag bewegt, und geben eine grobe Einschätzung, wie viele Kalorien dabei verbrannt werden. In der folgenden Tabelle können Sie nachlesen, welcher PAL-Wert für Sie zutrifft.

PAL-Werte zur Berechnung Ihres individuellen Leistungsumsatzes

PAL-WERT	TÄTIGKEIT
0,95	schlafen
1,2	nur sitzen oder liegen; z. B. alte, gebrechliche Menschen
1,4–1,5	fast ausschließlich sitzen, wenig Freizeitaktivitäten; z. B. Schreibtischtätigkeit
1,6–1,7	überwiegend sitzen, mit zeitweilig gehender oder stehender Tätigkeit; z. B. Kraftfahrer, Studenten, Laboranten
1,8–1,9	überwiegend stehende oder gehende Tätigkeit; z. B. Verkäufer, Kellner, Handwerker, Hausfrauen
2,0–2,4	körperlich anstrengende berufliche Tätigkeit; z. B. Bergleute, Landwirte, Waldarbeiter, Hochleistungssportler

Damit sind wir wieder bei der oben aufgeführten Formel angekommen. Zur Berechnung des Energiebedarfs wird der Grundumsatz mit dem jeweiligen PAL-Wert multipliziert:

Grundumsatz × Leistungsumsatz = Gesamtenergiebedarf

Wenn Sie mitgerechnet haben, kennen Sie jetzt Ihren individuellen täglichen Kalorien- bzw. Energiebedarf.

!

Grundumsatz × Leistungsumsatz = Gesamtenergiebedarf

Energiedichte von Lebensmitteln

Nun haben wir also eine Zahl, die angibt, wie viele Kalorien wir jeden Tag zu uns nehmen sollten, damit wir unser Gewicht halten. Die Kalorien alleine machen uns aber nicht satt, und hier kommt die Energiedichte von Lebensmitteln ins Spiel. In Studien wurde gezeigt, dass für die Sättigung entscheidend ist, welche Mengen wir auf dem Teller haben – nicht die Anzahl der Kalorien der Lebensmittel. Sie wissen ja selbst, dass Sie nach einem Teller Gemüsesuppe satt sind, nach einem Stück Schokolade aber nicht. Nicht weniger, sondern anders essen ist der Plan.

Als Energiedichte eines Lebensmittels wird sein Energie- bzw. Kaloriengehalt pro Gewichtseinheit bezeichnet. Wie viel Energie Lebensmittel und Speisen enthalten, hängt maßgeblich von ihrem Wasser- und Fettgehalt ab. So haben Lebensmittel, die viel Wasser und/oder Ballaststoffe enthalten, in der Regel eine geringe Energiedichte – siehe Gemüse. Lebensmittel, die viel Fett enthalten, haben eine hohe Energiedichte – siehe Schokolade.

!

Lebensmittel mit einer geringen Energiedichte machen satt und sind kalorienarm.

Sie wissen nun also: Beim Essen können Sie aktiv darauf achten, Lebensmittel mit einer geringen Energiedichte zu sich zu nehmen. Sie fühlen sich dann nämlich trotzdem satt, haben aber auf eine ganze Menge an Kalorien verzichtet.

Die Deutsche Gesellschaft für Ernährung (DGE) erklärt das so: „In Lebensmittel umgerechnet können für eine Energiezufuhr von 150 kcal z. B. sechs Möhren (450 g), zwei Äpfel (250 g) oder 300 g Joghurt mit 1,5 % Fett gegessen werden oder ein halbes Croissant (30 g), eine Laugenbrezel (55 g) oder 130 g Sahnejoghurt. Diese Beispiele zeigen, dass mit der ‚richtigen' Lebensmittelauswahl die Energiedichte der Nahrung gesenkt werden kann. Und somit erlaubt eine niedrigere Energiedichte der Lebensmittel, ‚sättigende Mengen' bei vergleichsweise geringer Energiezufuhr zu essen. Der Verzehr von gewohnten Portionsgrößen – dann allerdings mit geringerem Energiegehalt – kann nachhaltig helfen, das Körpergewicht zu verringern oder zu halten." Fakt ist:

Diese Methode ist zwar langsamer als eine „Crash-Diät" – aber viel gesünder und nachhaltiger!

Das Wissen über unseren tatsächlichen Kalorienbedarf hilft uns dabei einzuschätzen, wo wir uns mit unserem Essverhalten gerade bewegen. Und das Wissen um die Bedeutung der Energiedichte von Lebensmitteln hilft uns dabei, die richtigen Lebensmittel auszuwählen, um uns gesund satt zu essen. All dies berücksichtige ich bei meinem weißen Blatt. Dort steht bei den einzelnen Lebensmitteln keine Kalorienangabe, sondern nur die Menge der empfohlenen Nahrung in Gramm.

Umstände ändern sich, Ihr Grundumsatz auch

Wichtig zu wissen ist auch, dass unser Gesamtenergiebedarf keine starre Größe ist. Vor allem Veränderungen in unserer Lebensweise haben oft große Auswirkungen auf die täglich verwertete Energie. Kara – eine weitere Patientin von mir – machte sich Sorgen um ihren Sohn, der kürzlich ein Studium begonnen hatte. Innerhalb kürzester Zeit hatte der junge Mann merklich zugenommen. Der 28-Jährige hatte ein Problem, dem sich viele Hobbysportler stellen müssen, wenn die äußeren Umstände keine Zeit mehr für zwei- oder dreimal Training die Woche lassen. Problem Nummer 1 ist offensichtlich: Weniger Sport heißt, weniger Energie verbrennen. Problem Nummer 2: Es wird nicht nur weniger Energie verbrannt, der Körper braucht auch weniger Energie durch die verlorene Muskulatur. Sagen wir, unser Hobbysportler hat jeden Tag 3500 Kalorien gemampft – keine Seltenheit bei regelmäßigem Sport. Doch wegen des Studiums blieb ihm keine Zeit mehr für Training. Das heißt, durchschnittlich braucht der Körper pro Tag merklich weniger Kalorien, gleichzeitig wird Muskelmasse abgebaut. Die Muskeln sind aber der Ofen, der unsere Energie verbrennt. Das heißt, wir brauchen weniger Holz, wenn der Ofen kleiner wird, also unsere Muskelmasse abnimmt. Auch wenn Sie in dieses Buch nur kurz reinschauen sollten, merken Sie

!

Unser Gesamtenergiebedarf ist keine starre Größe.

sich Folgendes: Ein Kilo Muskelmasse verbrennt jeden Tag zusätzliche Kalorien, ohne dass Sie dafür extra etwas tun müssen. Das klingt beim ersten Hören nach nicht wirklich viel. Aber wir wissen: Auf Dauer können auch geringe Unterschiede im täglichen Energieumsatz einiges bewirken. Deswegen empfehle ich meinen Patienten zur Unterstützung der Gewichtsreduktion eher ein durchdachtes Krafttraining als sie jeden Tag auf die Joggingstrecke zu schicken.

Im Umkehrschluss heißt das für unseren 28-jährigen Fußballer, dass das fehlende Muskeltraining durch das Fußballspielen zum Muskelabbau führt und schon allein deswegen weniger Energie verbrannt wird. Er isst jetzt zwar etwas weniger als früher, bleibt aber trotzdem 200 Kalorien am Tag über seinem Gesamtenergiebedarf.

Wir halten fest: Unser täglicher Bedarf an Energie hängt von zwei Stellschrauben ab, an beiden können wir drehen: Die Energie, die wir zu uns nehmen und die Energie, die wir täglich verbrennen. Wenn wir beides kennen, wissen wir auch, wie viel wir jeden Tag zu uns nehmen dürfen, um nicht zuzunehmen, oder im Bedarfsfall abzunehmen. So weit so einfach.

Wie viel dürfen Sie wiegen?

Nachdem ich nun so viel von Übergewicht und Energiebedarf geschrieben habe, schauen wir uns an dieser Stelle kurz an, wo Sie Ihr aktuelles Gewicht einordnen können und welches Gewicht für Sie erstrebenswert sein könnte.

!

Der BMI ist immer noch die geläufigste Formel zur Einordnung des Gewichts.

Es gibt verschiedene Möglichkeiten, das Körpergewicht eines Menschen zu kategorisieren. Am weitesten verbreitet ist der Body-Mass-Index (BMI), der in den Erhebungen der Weltgesundheitsorganisation verwendet wird, um die Entwicklung von Übergewicht zu messen. Bei der Berechnung des BMI wird das

Körpergewicht in Bezug zur Körpergröße gesetzt. Zur Berechnung wird dabei folgende Formel verwendet:

Gewicht in kg : (Körpergröße in m)^2 = BMI
Beispiel: 73 kg : (1,75 m)^2 = 23,8 BMI

BMI-Klassifizierung der WHO

KATEGORIE	BMI (kg/m^2)
starkes Untergewicht	< 16,0
mäßiges Untergewicht	16,0–16,9
leichtes Untergewicht	17,0–18,4
Normalgewicht	18,5–24,9
Übergewicht	25,0–29,9
Adipositas Grad I	30,0–34,9
Adipositas Grad II	35,0–39,9
Adipositas Grad III	≥ 40,0

Was sagt der BMI aus?

In der Praxis ist außer dem BMI auch die Fettverteilung im Körper wichtig. Gerade im Bereich von BMI-Werten zwischen 25 und 30 kommt es stark darauf an, wie viel Muskelmasse vorhanden ist und wie viel Fettmasse. So kann es sein, dass ein durchtrainierter Boxer mit geringer Größe einen erhöhten BMI hat, obwohl er nur wenig Fett mit sich herumschleppt. Sein Gewicht resultiert aus der Muskelmasse. Im Großteil der Fälle stellt der BMI aber einen akzeptablen Richtwert dar.

!

Ein BMI über 30 wirkt sich negativ auf die Gesundheit aus.

Insbesondere wenn es um die Gesundheit geht, ist der BMI alleine nicht aussagekräftig. So zeigen Studien, dass ein BMI zwischen 25 und 30 – also Übergewicht – keinen signifikanten Einfluss auf die Lebenserwartung und verschiedene Erkrankungen hat. Gesundheitlich bedeutsam wird ein solches Übergewicht jedoch dann, wenn zugleich andere Erkrankungen bestehen, wie zum Beispiel Diabetes. Unbestritten ist aber, dass ein BMI über 30, also eine Adipositas, negative Auswirkungen auf die Gesundheit und auf die Lebenserwartung hat. Und je höher der BMI, also umso ausgeprägter die Adipositas, umso größer ist das Risiko für Folgeerkrankungen, zum Beispiel Herz-Kreislauf-Erkrankungen, Diabetes Typ 2 oder eine Fettleber.

Wie sich das Fett im Körper verteilt

Es gibt noch einen weiteren Aspekt für die Beurteilung, wie gefährlich Übergewicht oder Adipositas ist: Das ist die Verteilung des Fetts am Körper. Studien haben ergeben, dass im Bauchraum abgelagertes Fett weitaus problematischer ist als Fett an anderen Körperstellen. Denn das Fett im Bauchraum umschließt die Organe und wirkt sich stärker auf den Stoffwechsel aus. Bei Männern gilt ein Bauchumfang von über 102 Zentimetern als gesundheitlich bedenklich, bei Frauen sind es 88 Zentimeter.

Um Ihren Bauchumfang zu messen, legen Sie in der Mitte zwischen Beckenkamm und Rippenbogen ein Maßband waagerecht um die Taille. Messen Sie, ohne den Bauch einzuziehen.

Verschiedene Ursachen für Übergewicht

Oben habe ich bereits angesprochen, dass bei der Entstehung und damit auch bei der Bekämpfung von Übergewicht verschiedene Ursachen eine Rolle spielen. Es reicht also nicht, einfach nur Kalorien zu zählen oder die Energiedichte von Lebensmitteln zu kennen. Genauso wichtig ist es, sich anzuschauen, *warum* wir zu viel essen bzw. Dinge essen oder trinken, die uns nicht guttun. Auch die Art der Lebensführung und nicht zuletzt unsere Gene haben Einfluss auf die Entstehung von Übergewicht.

Stress macht dick

Alles hat Auswirkungen auf unser Essverhalten: ein jähzorniger Chef, ein stressiges Familienleben oder die 55-Stunden-Woche. Hirnforscher Achim Peters, der schon mehrere Bücher zu dem Thema veröffentlicht hat, ist der festen Überzeugung: Übergewicht hat seelische Gründe. „Bei vielen Betroffenen bringt die dauerhafte Aktivierung des körpereigenen Stresssystems das hormonelle Gefüge durcheinander. Das führt dazu, dass diese Menschen dauernd essen müssen, um ihr Gehirn ausreichend mit Energie zu versorgen."

!

Heut wissen wir, das Übergewicht auch seelische Gründe haben kann.

Keine Studie dieser Welt wird uns genau erklären können, warum ein einzelner Mensch zu viele Kalorien zu sich nimmt, warum der eine süchtig nach Schokoriegeln ist, während der andere jeden Abend eine Tüte Chips vertilgt und wieder ein anderer genügsam am Wasser nippt. Es wird nie eine Rechnung geben, die alle Variablen der menschlichen Psyche erfasst, auch wenn wir wissen, dass sie eine große Rolle spielt bei der Frage, warum wir zu dick sind. Eine Rolle, die bis vor wenigen Jahren stark unterschätzt wurde.

In meinen zwei Jahrzehnten als Diätassistent kann ich die These von Stress und psychischer Belastung als eine der Hauptursachen für Übergewicht allerdings bestätigen. Einige meiner Patienten haben persönliche Schicksalsschläge erlitten. Viele von ihnen sind die typischen Stressesser. Das Essen sorgt für ein kurzfristiges Glücksgefühl, doch das Glücksgefühl hält nicht lange an und wird durch Schuldgefühl ersetzt.

Die Gene als Ursache für Übergewicht

Nicht jeder, der zu viel isst, wird auch dick. Viele zermartern sich den Kopf, warum bei ihnen jedes Gummibärchen auf der Hüfte landet, andere hingegen so viel essen können und trotzdem schlank bleiben. Die Antwort auf diese Frage ist leider irgendwie unbefriedigend: Die anderen haben einfach gute Gene. Das ist

!

Es gibt tatsächliche eine Veranlagung zu Übergewicht.

nicht so daher gesagt, das ist wissenschaftlich erwiesen. Die Ernährungswissenschaftlerin Dr. Sabine Schulz schrieb schon 1995 nach der Auswertung zahlreicher Studien in einem vielbeachteten Artikel für den Verband für Unabhängige Gesundheitsberatung: „Die genetische Veranlagung bei der Entstehung der Adipositas wird aufgrund dieser Studien inzwischen nicht mehr bestritten, der Anteil wird je nach Studienanordnung und untersuchter Größe (Fettmasse, Fettverteilung etc.) auf bis zu 60 Prozent beziffert."

Diese Aussage sollte kein Anlass für übergewichtige Menschen sein, sich einfach ihrem Schicksal zu ergeben. Doch meiner Erfahrung nach hilft häufig allein das Wissen darüber, dass uns Gott auch ein schwieriges Blatt austeilen kann, wenn es um das Gewicht geht. Denn das heißt nichts anderes, als dass einige von uns härter für ihr Wohlfühlgewicht arbeiten müssen als andere.

Zu wenig Schlaf fördert Übergewicht

Es gibt auch weniger offensichtliche Einflussfaktoren auf unser Gewicht: der Schlaf zum Beispiel. Englische Wissenschaftler haben herausgefunden, dass ordentlicher Schlaf massive Auswirkungen auf unser Gewicht hat. Die Studie „National Diet and Nutrition Survey" aus dem Jahr 2017 zeigte, dass die Teilnehmer mit kürzeren Schlafphasen im Vergleich zu den Versuchspersonen mit längerem Schlaf tendenziell deutlich an Gewicht zunahmen. Dabei gab es schon signifikante Unterschiede bei Menschen, die nur sechs Stunden schliefen, im Vergleich zu denen mit neun Stunden Schlaf. Wenn man die Studien aus den vergangenen Jahrzehnten anschaut, kann man mit ziemlicher Sicherheit sagen: Wer Gewicht verlieren will, sollte sieben bis acht Stunden in der Nacht schlafen.

> **!**
> Schlafmangel begünstigt die Entstehung von Übergewicht.

Und wie so oft gibt es auch in diesem Fall eine Wechselwirkung, denn zu wenig Schlaf macht nicht nur dick, zu viel Übergewicht stört auch einen gesunden Schlaf. So sind übergewichtige Menschen deutlich häufiger von der sogenannten obstruktiven Schlafapnoe (OSA) betroffen, bei der ein Patient nachts mehrere Atemaussetzer hat. Verursacht wird das Ganze durch die Fetteinlagerungen in den oberen Atemwegen.

Medikamente können Übergewicht fördern

Nehmen Sie regelmäßig Medikamente ein? Laut der Deutschen Gesellschaft für Ernährung (DGE) können folgende Medikamente verstärkt zu Übergewicht führen:

- Neuroleptika, Lithium, Valproinsäure, trizyklische Antidepressiva, die bei psychischen Erkrankungen eingesetzt werden
- Betablocker zur Behandlung von Bluthochdruck
- Insulin, Glitazone sowie Sulfonylharnstoffe zur Behandlung von Diabetes Typ 2
- Glukokortikoide, zu denen auch Kortison gehört, die bei Entzündungen, Allergien und entzündlich-rheumatischen Erkrankungen eingesetzt werden
- Gestagene, die in Verhütungsmitteln wie der Pille eingesetzt werden

Bei der Liste wird deutlich, wie oft sich eine „Ei oder Huhn"-Situation ergibt. Übergewicht bedingt Diabetes Typ 2, und dann werden Medikamente verschrieben, die zu mehr Übergewicht führen können. Selbstverständlich möchte ich keinesfalls die Arbeit von Ärzten bewerten, doch man muss sich darüber im Klaren sein, welche Auswirkungen die Medikamente, die wir einnehmen, auf unser Gewicht haben können.

Meine Beratung und das weiße Blatt

!

Wenn Sie genau wissen, wie Ihr Übergewicht entstanden ist, können Sie es wirkungsvoll bekämpfen.

Lassen Sie mich kurz zusammenfassen: Um gegen Ihr Übergewicht zu kämpfen, müssen Sie also Ihr Übergewicht verstehen. Zu verstehen, heißt abzuschätzen, wie viel Kalorien Ihr Körper täglich benötigt, und sich anzuschauen, wie viel Kalorien Sie tatsächlich zu sich nehmen – und warum es eventuell zu viel ist. Das geht über die schlichte Analyse des Essens hinaus. Wie viel Schlaf bekommen Sie pro Nacht? Gibt es psychische Belastungen in Ihrem Leben? Wie hoch ist Ihr Stresslevel? Nehmen Sie eventuell Medikamente ein, die Einfluss auf Ihr Gewicht haben? Daneben spielt Ihre Veranlagung eine bedeutende Rolle dabei, ob Sie zu Übergewicht tendieren. All dies zusammengenommen ergibt ein klareres Bild von dem „Monster", gegen das Sie „kämpfen". Und die Erkenntnisse helfen Ihnen bei der Wahl der Waffen, mit denen Sie das Monster erlegen.

Daher stelle ich meinen Patienten alle möglichen Fragen, wenn sie zu mir in die Praxis kommen. Ich ergründe die Ursachen für ihr Übergewicht und wähle dann die Waffen, die ich ihnen für den Kampf gegen die lästigen Pfunde an die Hand gebe.

Ein Patient kommt zu mir und schildert mir seine Situation, sein Essverhalten, seine Geschichte, seine Wünsche. Ich höre zu, frage ab und zu nach, wenn ich mehr Infos oder Details brauche, und mache mir Notizen. Zunächst rechne ich aus, wie viele Kalorien der Patient durchschnittlich zu sich nimmt, dann berechne ich seinen tatsächlichen Energiebedarf.

Nun kommt das weiße Blatt ins Spiel: Auf der Basis dessen, was ich über den Patienten weiß, erstelle ich einen Ernährungsplan, den ich per Hand auf ein DIN-A4-Blatt schreibe. Auf dem Blatt ist aufgelistet, was der Patient essen soll und wie viel davon. Ganz wichtig: Es gibt keine Verbote, sondern eine umfangreiche Liste an Lebensmitteln, die erlaubt sind. Dieses Blatt nimmt der Patient mit nach Hause und er kann sofort damit anfangen, die neue Ernährungsweise umzusetzen. Im weiteren Verlauf betreue ich den Patienten natürlich. Wir kontrollieren die Fortschritte, ich stehe für Fragen zur Verfügung. Doch die Umsetzung des Plans ist kinderleicht! Es kommt nur darauf an, sich daran zu halten und dranzubleiben.

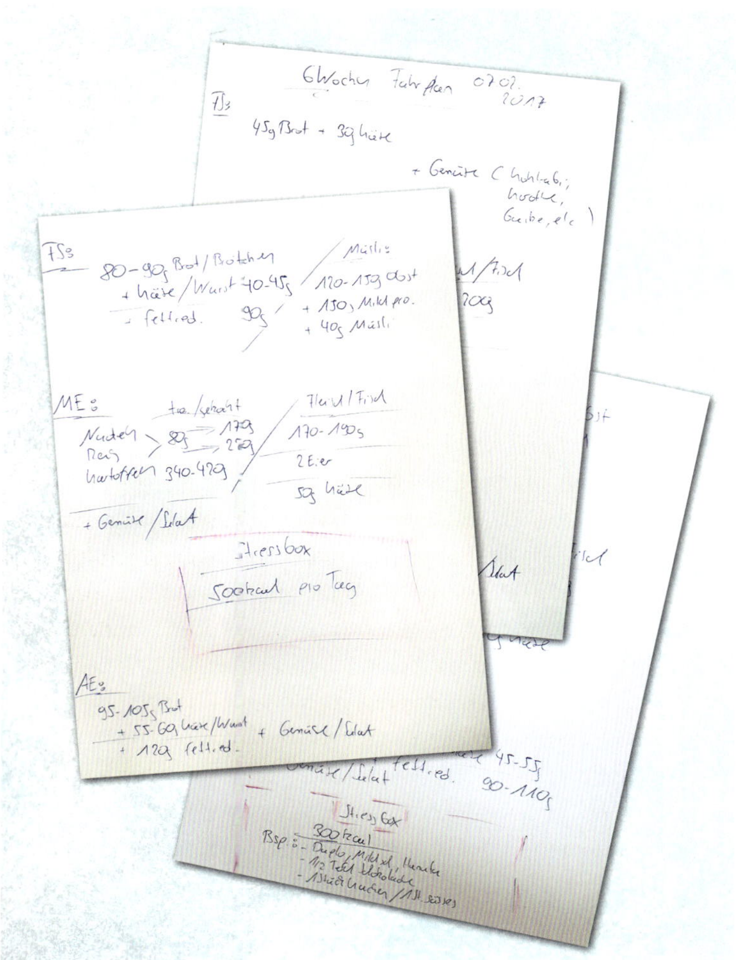

So sieht ein Ernährungsplan aus, den ich meinen Patienten mitgebe.

Eine Besonderheit ist die „Stress-Box". Diese enthält die Extras – die süßen Stückchen, die Chips oder das Glas Wein –, auf die die meisten von uns nur schwer verzichten können. Der Verzicht ist auch nicht nötig, denn was sich in der Stress-Box befindet, darf weiterhin gegessen werden – ohne schlechtes Gewissen, aber bewusst.

Außerdem gibt es „Bonustage", das heißt: Die Patienten sollen ihren Plan konsequent umsetzen – allerdings dürfen sie an zwei Tagen pro Woche davon abweichen. Grundsätzlich sind 20 Tage pro Monat verbindlich, Schlemmereien am Geburtstag, bei einer Hochzeitsfeier und der Besuch bei der Großmutter mit Kaffee und Kuchen bleiben ihnen aber erhalten!

Auf Seite 36 habe ich ein Beispiel für Sie. Dafür habe ich eine Frau ausgewählt, die typisch ist für meine Patienten.

Was steht auf Ihrem weißen Blatt?

Sie werden sich sicher fragen, was auf Ihrem weißen Blatt stehen würde, wenn Sie jetzt abnehmen oder Ihr Gewicht unter anderen Lebensbedingungen halten möchten. Was sollte darauf nicht auftauchen? Wie viel sollten Sie von welchen Lebensmitteln täglich zu sich nehmen? Diese Frage ist nicht einfach zu beantworten, denn jedes weiße Blatt sieht anders aus. Auch in jede Stress-Box muss etwas anderes hinein – die Spanne reicht von einem gelegentlichen Weizenbier bis hin zur Packung Gummibären. Fast alle meine Patienten haben irgendeine Schwäche in der Schublade oder im Kühlschrank, ohne die sie nicht leben können. Wie Sie wissen, müssen sie das auch nicht.

Wie Sie Ihr persönliches weißes Blatt füllen, erkläre ich Ihnen im folgenden Kapitel. Die Form ist egal, aber vielleicht mögen Sie mit der auf Seite 141 abgebildeten Vorlage arbeiten.

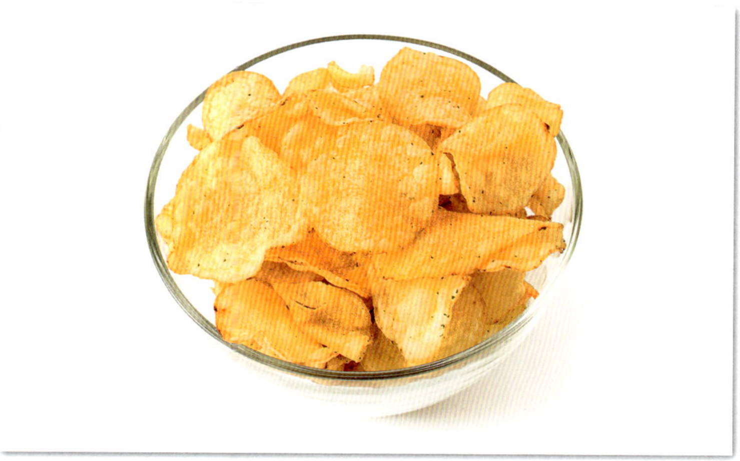

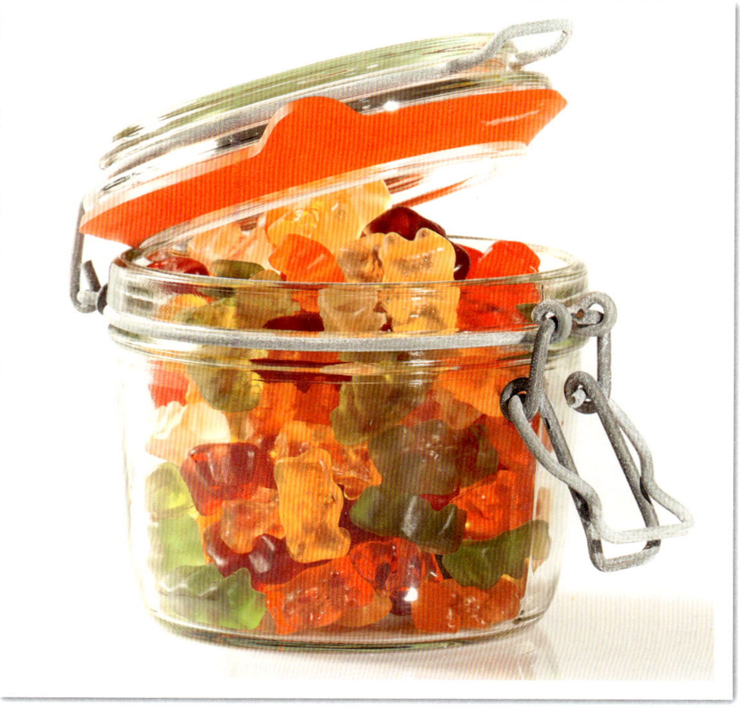

Zwei typische Beispiele für eine Stress-Box: Die Chips am Abend und die Gummibärchen in der Schreibtischschublade.

Beispiel: Frau K. möchte abnehmen

Frau K. ist 48 Jahre alt, 1,69 Meter groß und wiegt rund 85 Kilogramm. Derzeit treibt sie keinen Sport und arbeitet bei einer Bank im Schalterservice mit einer 80-Prozent-Anstellung. Seit zwei Jahren hat sie einen diagnostizierten Typ-2-Diabetes und Bluthochdruck, der Arzt hat ihr dafür Medikamente verordnet. Sie hat rund 20 Kilogramm Übergewicht und hat pro Woche nur zweimal Stuhlgang. Sie ist verheiratet und hat drei Kinder. Zwei Kinder leben noch in ihrem Haushalt. Zunächst haben wir aufgelistet, was sie normalerweise isst. Das ist die Essabfrage (Anamnese). Danach habe ich auf der Basis ihres tatsächlichen Energiebedarfs auf dem weißen Blatt ihr ideales Essverhalten skizziert. Aufgrund ihrer Verdauungsbeschwerden war das weiße Blatt etwas strenger mit ihr.

Wie isst Frau K. derzeit?

Frühstück Schwarzen Kaffee trinkt Frau K. nicht mehr, weil sie gehört hat, dass er übersäuert und das der Grund dafür ist, dass sie nicht abnimmt. Jetzt trinkt sie 5 Tassen Tee mit jeweils 10 g Zucker, weil der Kräutertee sonst nicht schmeckt → **rund 200 kcal**. Dazu isst sie einen Schokoriegel von ca. 50 g oder einen Muffin, und wenn es mal gesund sein soll, trinkt sie einen Smoothie → **rund 300 kcal**.

Zum **Mittag** isst sie meist einen kleinen Döner, ein Frikadellenbrötchen oder Currywurst mit Brötchen → **rund 500 kcal**.

Das **Abendessen** besteht aus 2 Scheiben Brot mit je 10 g Butter und 30 g Wurst → **rund 500 kcal**. Am Abend trinkt sie 2 Mal 150 ml Wein → **rund 250 kcal**.

Über den Tag verteilt trinkt Frau K. ca. 1 Liter fertig gemischte Apfelsaftschorle → **rund 250 kcal**.

Gesamt isst und trinkt Frau K. im Schnitt **rund 2000 kcal**. Ihr Bedarf wären rund 1700 kcal. Ihr Gewicht würde sich dann auf rund 65 kg einpendeln.

200 kcal
+ 300 kcal
+ 500 kcal
+ 500 kcal
+ 250 kcal
+ 250 kcal
= 2000 kcal

Grundsätzlich berechne ich nach der Harris-Benedict-Formel den Grundumsatz meiner Patienten und multipliziere dann mit dem individuellen PAL-Wert. (Wie das funktioniert, habe ich auf Seite 22 beschrieben.) Die aktuell aufgenommene und auch verbrauchte Energie ermittle ich durch ein Sieben- oder 14-Tage-Ernährungsprotokoll des Patienten. Oft kann ich die überschüssige Energiemenge aber auch direkt nach dem Gespräch schätzen. Auf dieser Basis nehme ich im nächsten Schritt eine Ist-Soll-Bestimmung vor. Benötigt Frau K. also 1600 kcal pro Tag, um ein Gewicht von ca. 65 kg zu erreichen, wiegt aber 85 kg, isst sie, um dieses Übergewicht zu halten, ca. 400 kcal pro Tag zu viel. Deshalb ziehe ich von der Ist-Menge (2000 kcal) 400 kcal ab und bin so bei der Soll-Energiemenge rund 1600 kcal.

Das Ergebnis: Frau K. hat mit diesem weißen Blatt in 9 Monaten 18 kg abgenommen, ihre Verdauung hat sich stark verbessert und sie durfte alle Medikamente absetzen. Sie war im April 2018 bei mir und wog 67 kg.

Reduzieren wir nun die Energie

Zum **Frühstück** versuchen wir die Verdauung mit Ballaststoffen aus 70 g Haferflocken und Milchsäurebakterien aus 150 g Joghurt (3,8 % Fett) zu verbessern. 1 Stück Obst, rund 100 g, kommt auch noch dazu. Eine weitere Variante wären 70 g gemischte Nüsse (vorwiegend Walnüsse oder Mandeln) oder eine Mischung aus Müsli und Nüssen. Durch die Reduktion der vielen einfachen bzw. schnellen Kohlenhydrate in Form von Zucker bleibt der Blutzuckerspiegel flach (siehe Info Seite 57) und Frau K. hat weniger Hunger → **rund 450 kcal**. Von 50 g Zucker in 5 Tassen Tee bewegen wir uns auf 18 g Zucker → **rund 70 kcal**.

Zum **Mittagessen** nahm Frau K. nun eine Vesperbox mit ins Büro. Sie machte für ihren Mann und für die Kinder immer schon eine Box fertig, deshalb hatte sie keinen zusätzlichen Aufwand. Inhalt: 2 kleinen Brote, 1 hartgekochtes Ei, 30 g Wurst, 1 Stück Gemüse, etwas Nüsse und Beeren → **rund 500 kcal**. Natürlich bekam Frau K. Bonustage: 1 bis 2 Mal pro Woche ist die alte Mittagessen-Variante mit Currywurst und kleinem Döner erlaubt.

2 bis 3 kleine Kekse oder einen kleinen Schokoriegel bzw. 30 g Schokolade gibt es um 15 Uhr beim Treffen mit Kollegen in der Kaffeeküche → **rund 170 kcal**.

Beim **Abendessen** bleiben die 2 Brote, jedoch mit etwas weniger Butter (14 g anstatt 20 g – Kleinvieh macht auch Mist) und 30 g Wurst → **rund 400 kcal**.

Apfelsaftschorle wurde in Wasser umgewandelt – das hatte Frau K. sich selbst gewünscht → **0 kcal**.

Somit kommen wir auf eine Kalorienmenge von **rund 1600 kcal** und sparen ohne Verbote 400 kcal pro Arbeitstag ein.

450 kcal
\+ 70 kcal
\+ 500 kcal
\+ 170 kcal
\+ 400 kcal
0 kcal
= 1590 kcal

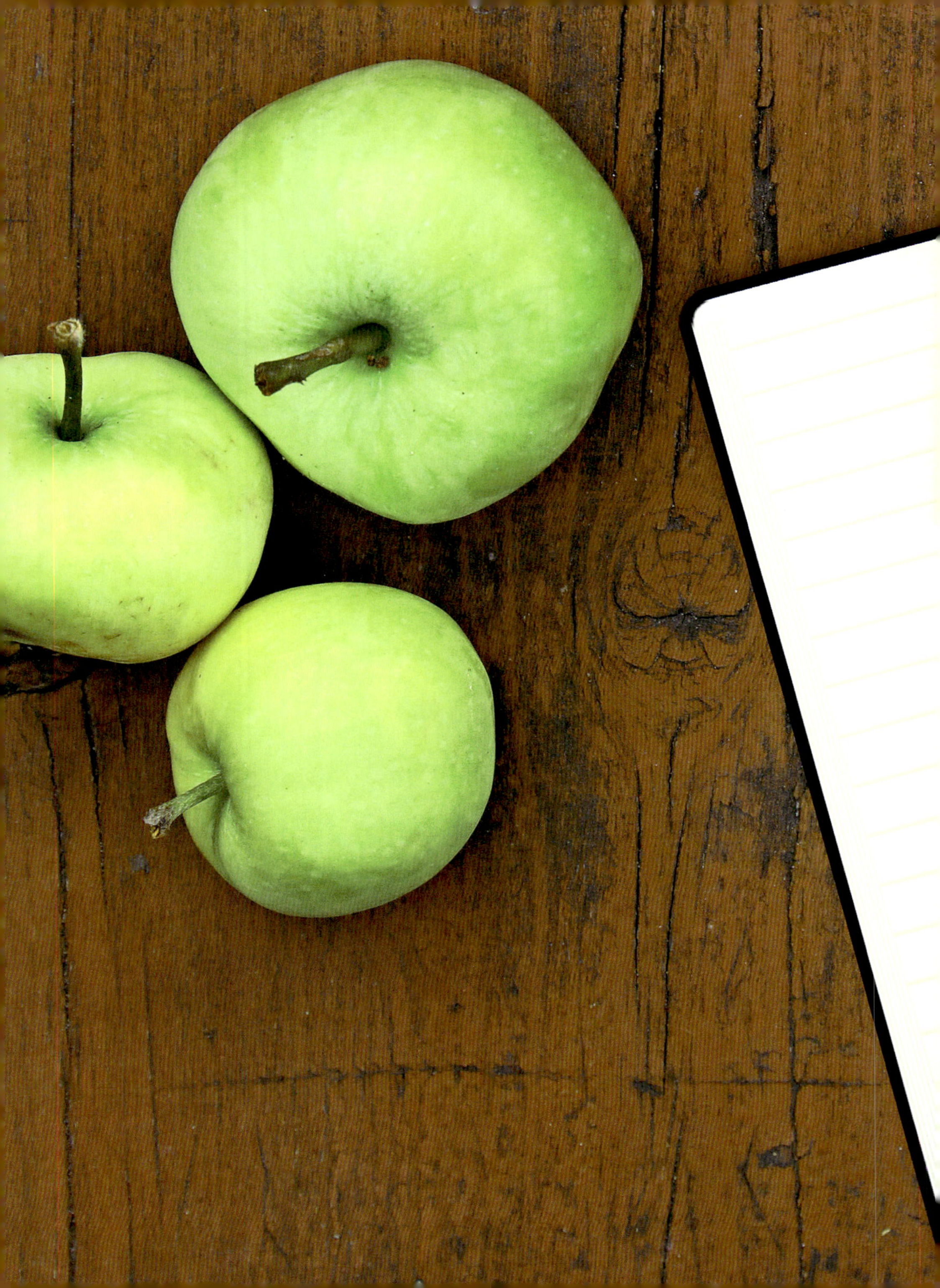

DIE MINUS-20%-REGEL

Sie haben nun eine Vorstellung davon bekommen, wie das Prinzip, nach dem ich vorgehe, funktioniert. Jetzt sind Sie dran! In diesem Kapitel erfahren Sie, wie Sie Ihr persönliches weißes Blatt gestalten.

Schlank mit der Minus-20%-Regel

Vielleicht haben Sie beim Durchlesen unserer Beispielpersonen schon ein paar Ideen bekommen, wie Ihr weißes Blatt aussehen könnte. Oder Sie haben gedacht, dass Sie das nie schaffen können, dass Ihre Situation ja eine ganz andere ist. Machen Sie sich keinen Stress, Sie sind in guter Gesellschaft. Abzunehmen und dann das Gewicht auf Dauer zu halten, fällt den meisten von uns schwer – vor allem, wenn wir beruflich oder familiär eingespannt sind. Dafür lernen Sie nun aber die Minus-20%-Regel kennen. Das ist die einfachste Abnehm-Methode der Welt, sie funktioniert ganz ohne Pulver und extremen Verzicht. Sie lässt sich überall integrieren, ob Sie im Büro arbeiten oder auf dem Bau, ob Sie den Familienhaushalt schmeißen oder Ihre Rente genießen. Viele hundert meiner Patienten haben sie in den letzten Jahren erfolgreich angewendet.

!

Meine Minus-20%-Methode funktioniert, ohne dass Sie Ihre Essgewohnheiten massiv einschränken müssen.

Die Methode basiert, wie Sie schon gelesen haben, auf der einfachen Tatsache, dass die Aufnahme (durch Nahrung und Getränke) und der Verbrauch (durch Grundumsatz und Bewegung) an Kalorien sich die Waage halten müssen, wenn wir unser Gewicht halten wollen. Oder einfacher ausgedrückt: Sie dürfen nur so viel essen, wie Sie verbrauchen. Wenn Sie abnehmen möchten, müssen Sie logischerweise weniger Energie aufnehmen als Sie verbrauchen. Dabei drehen wir nicht nur an der Ernährungsschraube, sondern auch Bewegung hilft dabei, Energie zu verbrennen. Mehr dazu erfahren Sie auf Seite 51.

Seien Sie Ihr eigener Coach

Schritt 1: Das Ernährungstagebuch
Wie setzen Sie das um? Zunächst machen Sie eine Bestandsaufnahme. Führen Sie über zwei Wochen ein Ernährungstagebuch, schreiben Sie jeden Tag auf, was und wie viel Sie essen und trinken. Wirklich alles! Dazu ist es leider unumgänglich, dass Sie zumindest am Anfang Ihre Lebensmittel abwiegen. Um herauszufinden, wie viele Kalorien Sie mit Ihrer aktuellen Ernährungsweise zu sich nehmen, gehen Sie entweder zu einer zertifizierten Ernährungsfachkraft, zum Beispiel einem Diätassistenten oder einer Ökotrophologin, oder Sie rechnen es selbst aus bzw. lassen es von kleinen Programmen im Internet (dazu einfach den Begriff „Lebensmittel-Kalorien-Rechner" googeln) oder entsprechenden Apps ausrechnen. Vorlage ist Ihr Ernährungstagebuch.

> **!** 14 Tage lang müssen Sie einiges an Vorarbeit leisten, dann geht es ganz einfach weiter.

Danach berechnen Sie Ihren tatsächlichen Tagesbedarf an Energie, wie das geht, können Sie auf Seite 21 nachlesen. Wenn Sie zu viel Gewicht auf die Waage bringen, gibt es hier vermutlich eine mehr oder weniger große Differenz.

Schritt 2: Streichen Sie 20 % an Kalorien
Im zweiten Schritt verbannen Sie einfach täglich 20 Prozent an Kalorien aus Ihrem Speiseplan. Dabei müssen Sie die 20 Prozent nicht sklavisch einhalten, sondern können sich mit ein paar Tricks behelfen. Schauen Sie sich zum Beispiel Ihren Speiseplan an und studieren Sie die Liste der 200-Kalorien-Portionen auf Seite 46. Ich bin sicher, es werden Ihnen sofort einige Portionen ins Auge fallen, die Sie künftig weglassen oder verkleinern können.

Ich empfehle fast allen meiner übergewichtigen Patienten, mit der Minus-20-%-Regel zu starten – ganz gleich, ob sie nur ein paar überflüssige Pfunde loswerden wollen oder stark übergewichtig sind. Nach vier Wochen kann man dann selbst anpassen: Geht es zu schnell mit der Gewichtsreduktion, reduziere ich nur

10 Prozent, und geht es viel zu langsam, steigere ich von 20 auf 30 Prozent. Denn natürlich kommt es darauf an, wieviel Übergewicht ich mit mir herumschleppe. Bei einem Übergewicht von ungefähr 15 Kilogramm reicht eine Reduktion von 10 Prozent, bei ca. 30 Kilogramm Übergewicht sollten es die 20 Prozent minus sein und bei massivem Übergewicht auch schon ca. 30 Prozent. Sparen Sie dabei nicht an den geliebten Lebensmitteln, sondern betrachten Sie den gesamten Tag – „Ich mache eine Diät und esse nie wieder Schokolade“, funktioniert in der Regel zwei Wochen. Die Riesenportion Müsli am Morgen und die kleine Suppe vor dem Hauptgericht in der Kantine wird von vielen Menschen, die abnehmen möchten, nicht als Energieproblem gesehen – die Suppe und das Müsli sind ja „richtiges Essen“. Das „richtige Essen“ geht aber genauso auf die Hüfte wie das scheinbar ungesunde!

Also: Sie müssen die Gesamtmenge Ihres Esstages reflektieren und dann im Gesamten reduzieren. Bitte nehmen Sie Ihre geliebte Schokolade, Ihren Wein oder auch die leckere Wurst nicht komplett aus Ihrem täglichen Speiseplan. Das sorgt nur für Frust, und nach einigen Wochen halten Sie die dogmatische Regel nicht mehr durch – das sogenannte Deichbruch-Phänomen schlägt zu!

Machen wir weiter mit Ihrem individuellen weißen Blatt Papier! Vielleicht essen Sie zum Frühstück in der Regel drei Scheiben Toast mit Aufstrich, zum Mittagessen gönnen Sie sich immer ein Softgetränk (300 ml) und am Abend essen Sie zwei Brötchen mit Belag. Nach der Minus-20%-Regel lassen Sie nun morgens eine Scheibe Toast weg, trinken nur noch jeden zweiten Tag ein Softgetränk und essen am Abend ein Brötchen und eine kleine Scheibe Brot. Somit fallen etwa 20 Prozent der Tagesenergie weg.

> **!**
>
> Die Minus-20%-Regel lässt sich problemlos in Ihren Arbeitsalltag integrieren.

Die Minus-20%-Regel lässt sich auch super in den Arbeitsalltag integrieren. Ihnen wird zum Beispiel bewusst, dass Sie in der Kantine jeden Mittag eine Vorspeise, ein Hauptgericht, eine Nachspeise und 500 Milliliter Apfelsaft verzehren bzw. trinken. Das sind rund 1100 Kalorien, für einen Normalgewichtigen ist das okay, aber Sie wollen ja Ihr Übergewicht loswerden. Also trinken Sie jetzt eine Apfelschorle aus 200 Milliliter Apfelsaft und 300 Milliliter Wasser und verzichten im Wechsel auf die Vorspeise oder das Dessert. So sparen Sie etwa 250 Kalorien pro Tag. In einem Monat sind das dann stolze 5000 Kalorien und rund 800 Gramm weniger Körperfett, die Waage zeigt also fast ein Kilo weniger an.

Sie müssen gar nicht viel ändern

Die Vorteile der Minus-20%-Regel liegen auf der Hand. Man kann sie sehr gut durchhalten und in der Nahrung, die Sie aufnehmen, sind sämtliche Nährstoffe in ausgeglichener Menge enthalten. Eine solche ausgewogene, „normale" Ernährung in der richtigen Menge ist sehr wichtig, um fit zu sein und zu bleiben! Einseitige Diäten bringen unseren Energie- und Leistungsstoffwechsel aus dem Gleichgewicht. Wichtige Enzyme und Hormone, die unsere Körpervorgänge steuern, werden nicht mehr ausreichend gebildet, darunter leidet unter anderem die Motivation. Und wussten Sie zum Beispiel, dass bei Zero-Carb-Diäten das Risiko, eine Depression auszulösen, stark ansteigt?

Meist sind meine Patienten überrascht, dass sie so wenig ändern müssen. Durch das Abwiegen lernen sie die Mengen und die Energie der Lebensmittel einzuschätzen – das bleibt in der Regel für immer im Kopf. Manche Patienten kennen die Energiemengen besser als ich, vor allem meine jungen Patienten. Wenn Sie den Energiegehalt der Lebensmittel kennen, können Sie bequem reduzieren, ohne eine einseitige Diät zu machen. Und keine Panik: Das Abwiegen soll nur einige Wochen als Stütze dienen. Kein Mensch muss lebenslang sein Essen abwiegen!

!

Meine Erfahrungen haben gezeigt, dass sich die Minus-20%-Regel super durchhalten lässt.

Jeder Mensch ist anders

Wenn Sie sich überlegen, wie viel Sie abnehmen möchten, denn denken Sie immer daran, dass jeder Mensch ein Individuum ist und seine individuelle Veranlagung hat. Nicht jeder kann schlank und groß sein oder einen breiten Rücken und eine schmale Taille haben. Setzen Sie sich bitte realistische Ziele: Wie viel wiegen Sie aktuell? Wie hoch ist Ihr BMI? Was ist Ihr Wunschgewicht? Wenn Sie mehr als zehn Kilogramm abnehmen möchten, setzen Sie sich Etappenziele. Zum Beispiel ein Kilo in vier Wochen.

Lassen Sie sich Zeit und haben Sie Geduld mit sich. Am Anfang mag es schneller gehen mit dem Abnehmen, dann wird es Phasen geben, in denen sich scheinbar nichts tut. Keine Sorge! Folgen Sie Ihrem Plan, dann werden Sie sich Ihrem Wunschgewicht stetig annähern und wenn Sie es erreicht haben, werden Sie es problemlos halten. Kleine Umwege auf dem Weg zum Ziel sind normal und schaden nicht.

Wir alle haben unterschiedliche Vorlieben, Tagesabläufe und Erkrankungen, die es zu berücksichtigen gilt. Möglicherweise ist es für Sie nicht so einfach, Ihre Ernährung umzustellen, weil Sie für Ihre ganze Familie kochen und nun stärker auf Ihre einzelnen Portionen achten müssen. Dann müssen Sie genau überlegen, wo und wie Sie am besten die 20 Prozent einsparen.

200-Kalorien-Portionen

> **!**
> 200 Kalorien können ganz unterschiedlich aussehen.

Eines der Probleme, das immer wieder bei verschiedenen Patienten auftaucht: Die Vorstellung, wie viel Energie in unserer Nahrung steckt, ist nicht leicht. Keiner will sich Energieangaben auf Verpackungen anschauen, um diese dann noch in Relation zu anderen Lebensmitteln zu setzen. Dabei kann der Vergleich wirklich spannend sein. Erstaunlich finde ich beispielsweise, dass etwas mehr als 22 Gramm Olivenöl genauso viel Kalorien haben wie ein gutes halbes Kilogramm Brokkoli. Olivenöl hat also fast 26-mal mehr Kalorien als der Brokkoli!

Die folgenden Übersichten geben Ihnen eine Hilfestellung für den Alltag. Zwar sollen Sie, wie gesagt, nicht ewig Kalorien zählen, doch wenn Sie abnehmen und Ihren Ernährungsplan um 20 Prozent reduzieren möchten, finden Sie hier konkrete Anregungen für die Praxis.

So sparen Sie ganz einfach 200 Kalorien ein

Auf Vieles, was wir zwischendrin naschen, könnten wir eigentlich ganz gut verzichten – vor allem, wenn wir uns bewusst machen, wie viele Kalorien sich damit einsparen lassen: Jedes Lebensmittel in der Liste hat ungefähr 200 Kalorien!

1 großes Bier (0,5 l)
1 Flasche Cola (0,33 l)
1 Croissant
1/2 Currywurst
1/3 Döner
30 g Erdnüsse
2 EL Kartoffelsalat mit Mayo
2/3 Mars-Riegel
EL Mayo oder Remoulade
1 McSundae-Eisbecher
1/2 Plunderstückchen mit Marzipan
4 Pralinen
2 gehäufte EL Schlagsahne mit Zucker
1/2 Stück Schwarzwälder Kirschtorte

Auf diesen Fotos sehen Sie jeweils ca. 200 Kalorien

Die Fotos zeigen deutlich, wie unterschiedlich groß 200-Kalorien-Portionen sein können: Über ein halbes Kilo Brokkoli gegenüber 38 Gramm Schokolade!

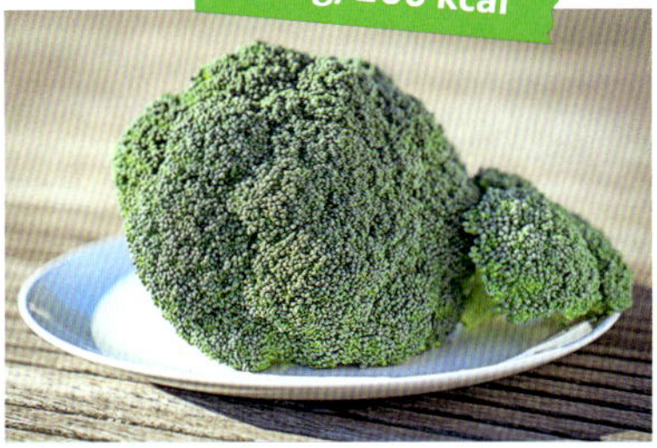

Brokkoli: 588 g, 200 kcal

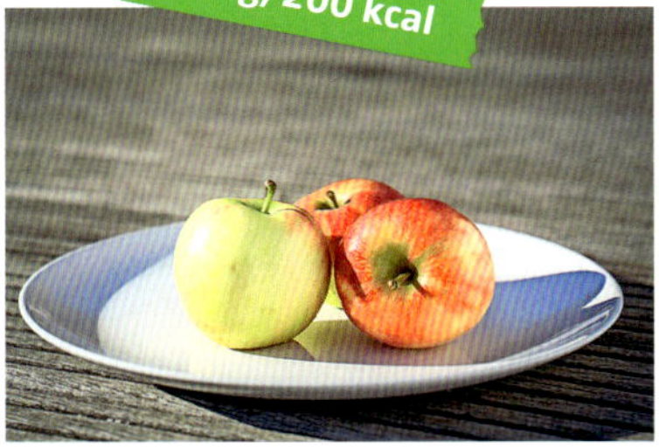

Äpfel: 385 g, 200 kcal

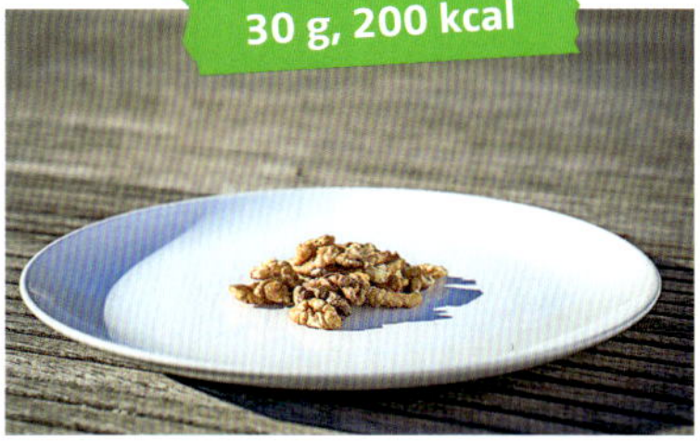

Walnüsse: 30 g, 200 kcal

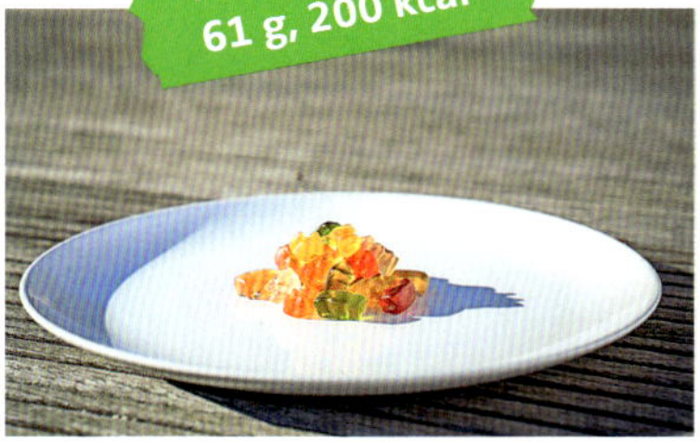

Fruchtgummi: 61 g, 200 kcal

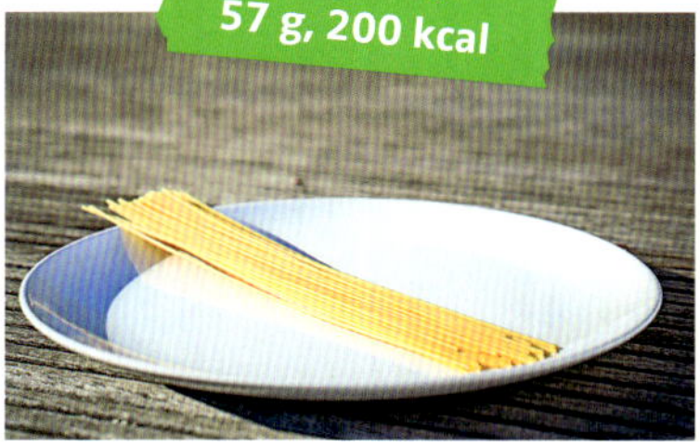

Spaghetti: 57 g, 200 kcal

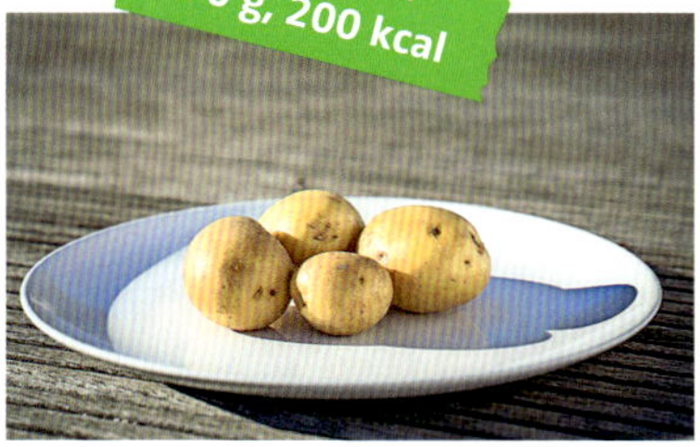

Kartoffeln: 270 g, 200 kcal

Trockenaprikosen: 93 g, 200 kcal

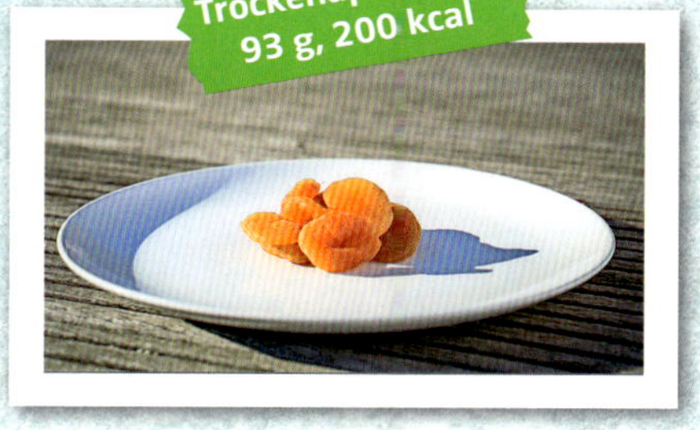

Cheeseburger: 79 g, 200 kcal

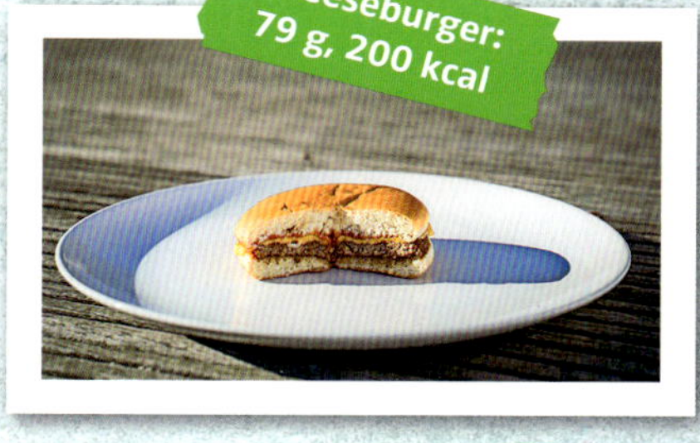

Brötchen mit Fleischkäse: 68 g, 200 kcal

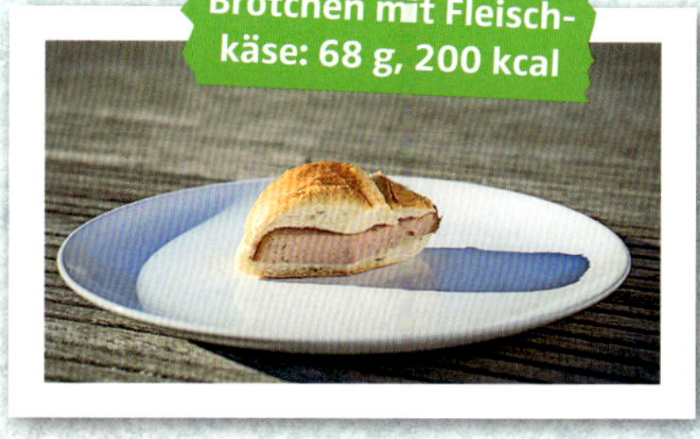

Donut: 46 g, 200 kcal

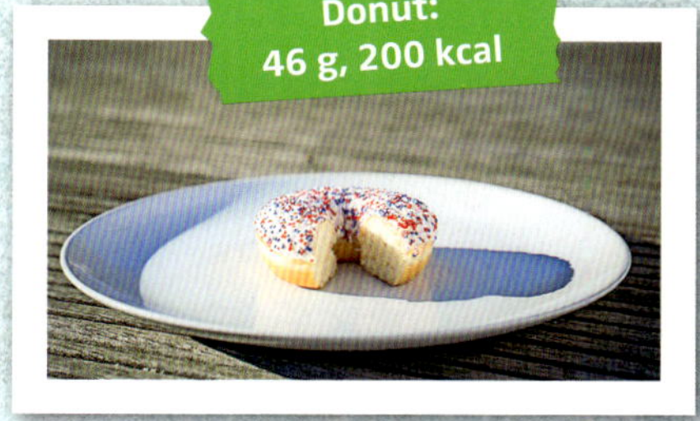

Vollmilch: 312,5 ml, 200 kcal

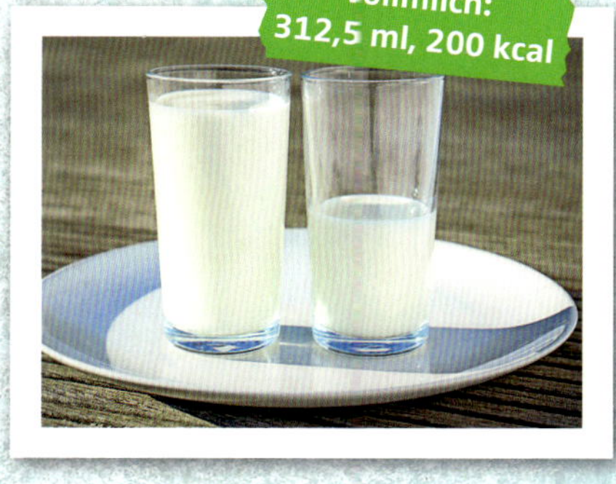

Weizenbier: 455 ml, 200 kcal

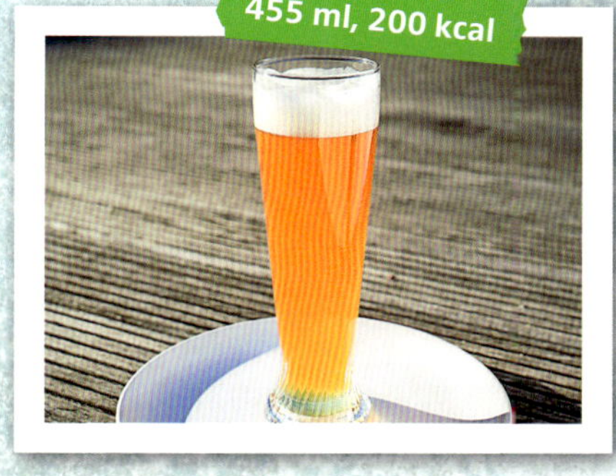

Schokolade: 38 g, 200 kcal

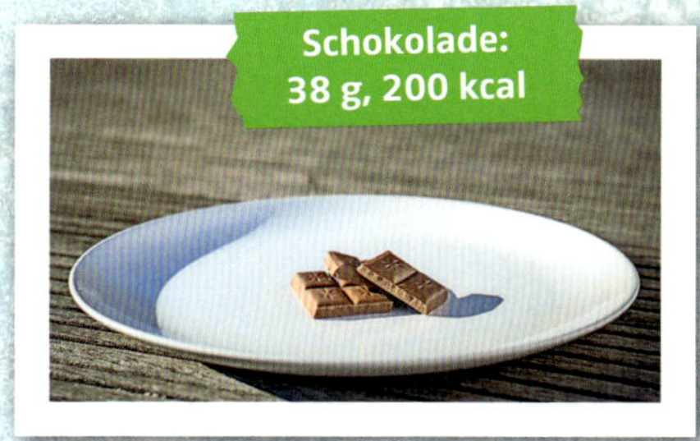

Tipps für Ihren Weg zum Wunschgewicht

Über das weiße Blatt hinaus gibt es jetzt noch ein paar allgemeine Tipps, die Ihnen den Weg zu Ihrem Wunschgewicht erleichtern.

Achten Sie auf die Energiedichte. Wenn der Magen gefüllt ist, reagieren unsere Rezeptoren in der Magenwand und melden die Dehnung an das Gehirn, das wiederum signalisiert, dass wir satt sind. Wir brauchen also, wie Sie weiter vorne schon gelesen haben, Lebensmittel mit niedriger Energiedichte. Setzen Sie dabei auf Lebensmittel mit viel Volumen aber wenige Kalorien, also auf Obst und Gemüse. Essen Sie also nicht zwei Brötchen mit Butter und 80 Gramm Wurst, sondern ein Brötchen mit etwas Butter, 40 Gramm Wurst und dazu 150 bis 200 Gramm Gemüse, das sind beispielsweise zwei Karotten.

!

Wenn Sie Hunger haben, trinken Sie erst mal etwas. Häufig wird Durst falsch als Hunger interpretiert.

Trinken Sie reichlich Wasser. Durst wird oft falsch als Hunger interpretiert und man isst etwas, anstatt zu trinken. Also haben Sie immer eine Wasserflasche in Griffnähe und trinken Sie etwas, wenn Sie zwischendurch Hunger bekommen. Mit Softgetränken und puren Säften sollten Sie vorsichtig sein – das sind nicht nur heftige Kalorienbomben, sondern sie fördern auch den Heißhunger. Das gilt auch für Alkohol: zwei Gläschen Wein à 125 ml am Tag summieren sich in einem Monat auf über sieben Liter: Das sind pro Tag immerhin 210 Kalorien und im Monat sogar 6300 Kalorien.

Kombinieren Sie die Nährstoffe klug. Mixen Sie Eiweiß, Fette und Ballaststoffe in Ihren Mahlzeiten. Mehr dazu lesen Sie ab Seite 56. Essen Sie zum Beispiel morgens ein halbes Brötchen weniger, stattdessen eine Portion Quark mit Früchten oder etwas Honig. Durch das Eiweiß im Quark und die reduzierte Kohlenhydratmenge (weniger Brötchen) bleiben die Hungerhormone im Halbschlaf und Sie sind länger satt.

Ihre tägliche Energiemenge hängt von Geschlecht und Alter ab. Junge, große Männer, die Sport treiben, sind wahre Essmaschinen. Sie können riesige Portionen Nudeln, Brot und Süßigkeiten verdrücken – Sie kennen bestimmt auch so einen Kalorienneutralisierer. Eine kleine Frau in den Wechseljahren mit einer Schilddrüsenunterfunktion, die wenig Sport treibt, ist da das absolute Gegenteil. Hier wandert gefühlt alles direkt auf die Hüfte. Dies zeigt, wie wichtig es ist, dass Sie Ihren individuellen Kalorienverbrauch kennen.

Nicht schlingen, nicht über den Hunger hinaus essen. Versuchen Sie einmal, nur eine kleine Portion zu nehmen, diese etwas langsamer zu essen als sonst, und dann warten Sie 15 Minuten, bis Sie die nächste Portion essen. Wie Sie oben gelesen haben, müssen Ihre Magenwand-Rezeptoren registrieren, dass etwas im Magen ist, und dies an das Gehirn melden. Das braucht seine Zeit, in der Sie viel – oder eben auch weniger essen können. Mein Tipp: Essen Sie als Vorspeise eine kleine Suppe und warten Sie 15 Minuten, bis Sie sich einen kleinen Teller – zum Beispiel einen Kuchenteller – vom Hauptgericht servieren. Sie können gerne einen Nachschlag nehmen, aber ich gehe jede Wette ein, dass es keinen dritten kleinen Teller geben wird. Sie sind satt und haben dadurch locker 30 Prozent Kalorien eingespart, ohne auf Ihre Spaghetti Bolognese zu verzichten.

Denken Sie an Ihren Blutzuckerspiegel. Konzentrieren Sie sich möglichst auf drei Hauptmahlzeiten am Tag. Snacks, vor allem kohlenhydratreiche wie Bonbons, Schokoriegel, Brezeln und Kekse, treiben Ihren Insulinspiegel in die Höhe und lassen ihn ebenso schnell wieder abstürzen. Ihr Köper kommt nicht zur Ruhe, Sie brauchen immer wieder Nachschub.

!

Drei Hauptmahlzeiten wirken Heißhungerattacken entgegen.

Was hat Zucker mit Heißhunger zu tun?

Nach kohlenhydratreichen Snacks oder Mahlzeiten befindet sich viel Zucker im Blut. Dieser muss in die Zellen transportiert und dort in Energie umgewandelt werden, dafür schüttet die Bauchspeicheldrüse das Hormon Insulin aus. Das Insulin verteilt den Zucker fleißig auf die Zellen, der Blutzuckerspiegel sinkt. Wenn der Blutzuckerspiegel allerdings sehr schnell in die Höhe geschossen ist, ist die Bauchspeicheldrüse manchmal etwas übereifrig und schüttet in kurzer Zeit sehr viel Insulin aus. Der Glukosegehalt im Blut sinkt zu stark ab und sofort schlägt das Gehirn Alarm, da es Glukose braucht, um zu funktionieren. Der Körper schreit nach Energie – die Heißhungerattacke ist da.

Ein stark schwankender Insulinspiegel lässt auch die Fettpolster wachsen. Warum das so ist, lesen Sie auf Seite 66.

Was tun bei Heißhunger? Vitamin- und Mineralstoffmangel oder ein Mangel an Eiweiß sind klare Heißhungertreiber. Es gibt Studien, die belegen, dass der Heißhunger um 50 Prozent reduziert werden kann, wenn genügend Eiweiß gegessen wird. Diese Ergebnisse kann ich aus meiner täglichen Praxisarbeit mit meinen Patienten bestätigen! Planen Sie die Zusammensetzung Ihrer Mahlzeiten, und der Heißhunger bleibt aus. Vorschläge für Wochenpläne finden Sie auf Seite 105.

Wie Sie schon gelesen haben, sind gestresste Menschen anfälliger für Heißhunger als ausgeglichene Menschen. Ein höherer Kortisolspiegel fördert also das ungeliebte Bauch- und Hüftfett. Es lohnt sich, dass Sie darüber nachdenken, wie Sie Stress gezielt reduzieren können. Dabei helfen Ihnen auch Experten wie Psychologen oder Stressmanagement-Trainer.

Bei Heißhunger auf Schokoriegel und Co. helfen auch ein Stück Obst, 25 Gramm Trockenfrüchte oder 25 Gramm Nüsse. In der Regel können Sie dann sehr leicht auf die Schokolade verzichten – und Sie haben immerhin 50 Prozent weniger Industriesüßes gegessen, das ist ein klarer Gewinn für die Figur. Auch 25 g Schokolade mit einem hohen Kakaoanteil lässt die Menge an klassischer Vollmilchschokolade schmelzen.

Wie wichtig ist Bewegung?

Gehirn, Herz und Nieren sind für ein Drittel unserer Energieverbrennung verantwortlich – und nicht die Skelettmuskeln. Nur durch Sport nimmt man also nicht ab! Das soll nicht heißen, dass Bewegung nicht wahre Wunder für unseren Körper und unsere Seele bewirkt. Es heißt nur, dass der Fokus bei der Gewichtsreduktion hauptsächlich auf unserer Ernährung liegen sollte. Jedes Kilo Muskelmasse steigert den Grundumsatz an Energie, die wir verbrennen, etwa um 50 bis 60 Kalorien am Tag. 60 Kalorien, das sind sechs Stücke Kartoffelchips. Daher empfehle ich meinen Patienten seit Jahren wohldosiertes Krafttraining. Langfristig hat dies gravierende Auswirkungen. Wir wissen: 1 Kilogramm Körperfett macht etwa 7000 Kalorien aus. Wenn wir uns also 1 Kilo Muskeln antrainieren, verlieren wir in 116 Tagen 1 Kilogramm pures Fett durch die Hintertür.

> **!** Bewegung unterstützt beim Abnehmen, stärkt die Muskeln und sorgt für einen gesunden Stoffwechsel.

In Bewegung kommen

Bewegung gehört zu einem gesunden Leben. Sie fördert nicht nur die Verdauung und damit die optimale Verarbeitung unserer Nahrung, sondern sie baut Stress ab, regt den Stoffwechsel an, hält das Gewicht in Schach und fördert unsere Gesundheit auf vielfältige Weise – und sie macht Spaß!

Sie müssen ja nicht gleich für Olympia trainieren. Beginnen Sie mit Kleinigkeiten und nehmen Sie die Treppe statt den Lift oder die Rolltreppe, setzen Sie sich aufs Fahrrad statt ins Auto, um zum Einkaufen oder zur Arbeit zu fahren. Legen Sie möglichst viele Wege zu Fuß zurück. All dies mögen Kleinigkeiten sein, aber sie bringen Stoffwechsel über den Tag verteilt immer wieder in Schwung, und das summiert sich.

Sie können auch anfangen, Ihre Schritte zu zählen. Je nachdem, welchen Beruf Sie ausüben, bewegen Sie sich im Alltag mehr oder weniger. Wer im Büro arbeitet, legt im Durchschnitt täglich etwa 1500 Schritte zurück, im Verkauf sind es etwa 5000 Schritte und beim Kellnern oder als Briefträger 12.000 bis 18.000 Schritte. Wenn Sie zu denen gehören, die den größten Teil des Tages sitzend verbringen, können Sie sich gezielt steigern. Sie müssen nicht die viel propagierten 10.000 Schritte pro Tag erreichen, aber 3000 bis 5000 Schritte am Tag sollten es schon sein. Mehr geht natürlich immer.

Die richtige Sportart finden

> **!**
> Wichtig ist, dass Sie einen Sport finden, der Ihnen Spaß macht.

Aber wie finden Sie die Sportart, die Bewegungsform, bei der Sie auch bleiben? Fragen Sie sich, was Ihnen früher, vielleicht schon als Kind, Spaß gemacht hat. Die meisten Sportarten können Sie auch später noch betreiben, vorausgesetzt, Sie passen die Intensität Ihrem Leistungsvermögen an. Aber egal, womit Sie anfangen: Jeder Meter, jeder Tropfen Schweiß, jede Sekunde an der frischen Luft ist ein Schritt in die richtige Richtung. Allerdings empfehle ich Ihnen, Ihren Gesundheitszustand durch einen Arzt prüfen zu lassen, bevor Sie nach längerer sportlicher Abstinenz wieder loslegen.

Wenn Sie nicht so richtig wissen, was Sie tun sollen, und vor allem, wenn Sie länger keinen Sport mehr getrieben haben, beginnen Sie am besten mit Ausdauertraining. Das können Sie mit wenigen Hilfsmitteln fast überall und jederzeit betreiben.

- Beim Schwimmen können Sie die Bahnen zählen und versuchen, sich zu steigern und das nächste oder übernächste Mal noch eine Bahn mehr zu schwimmen.
- Beim Fahrradfahren ist eine hohe Trittfrequenz besser als ein hoher Gang, da sie Muskeln, Sehnen und Gelenke weniger

belastet. Vielleicht versuchen Sie es mit einem Elektrofahrrad? Es nimmt Ihnen das Radeln nicht ab, sondern unterstützt Sie bei Bedarf – Ihre Leistung können Sie auch damit steigern.

- Für längere Spaziergänge in ordentlichem Tempo brauchen Sie nur Ihre Beine und gute Schuhe, schon können Sie jederzeit loslaufen.
- Beim Nordic Walking werden Arme und Oberkörper mittrainiert, es ist sehr gelenkschonend und für Übergewichtige ideal. Wenn Sie schon etwas fitter sind und keine Gelenkprobleme haben, können Sie auch joggen.

!

Egal, womit Sie anfangen: Jeder Meter, jeder Tropfen Schweiß ist ein Schritt in die richtige Richtung.

Wie oft sollte man trainieren?

Also: Die tägliche Bewegung im Alltag ist die Grundlage. Darüber hinaus sollten Sie dreimal wöchentlich 30 bis 45 Minuten für Ihr Bewegungsprogramm einplanen. Wenn Sie sich bislang kaum bewegt haben, beginnen Sie mit zehn Minuten täglich und steigern sich wöchentlich, bis Sie an drei bis vier Tagen 30 Minuten aktiv sind. Ziel ist, an mindestens drei Tagen, besser noch an fünf Tagen der Woche körperlich aktiv zu sein. Zwischen den Trainingseinheiten sollten Sie nicht länger als zwei Tage pausieren.

Wenn Sie Radfahren oder Walken und zusätzlich zweimal pro Woche Krafttraining machen, sollten Sie die verschiedenen Trainingseinheiten über die Woche verteilen: zum Beispiel machen Sie dienstags und freitags Krafttraining, an den Tagen dazwischen ist Ausdauertraining angesagt.

Nicht nur meine Patienten, sondern auch ich haben die Erfahrung gemacht, dass es beim Durchhalten hilft, wenn man sich feste Termine setzt oder sich zum Sport verabredet. Tragen Sie diese Termine als richtige Termine in Ihrem Kalender ein und sagen Sie sie nur ab, wenn es gute Gründe dafür gibt. Überfordern Sie sich aber nicht, das löst nur Stress aus, den Sie beim Abnehmen nicht brauchen können.

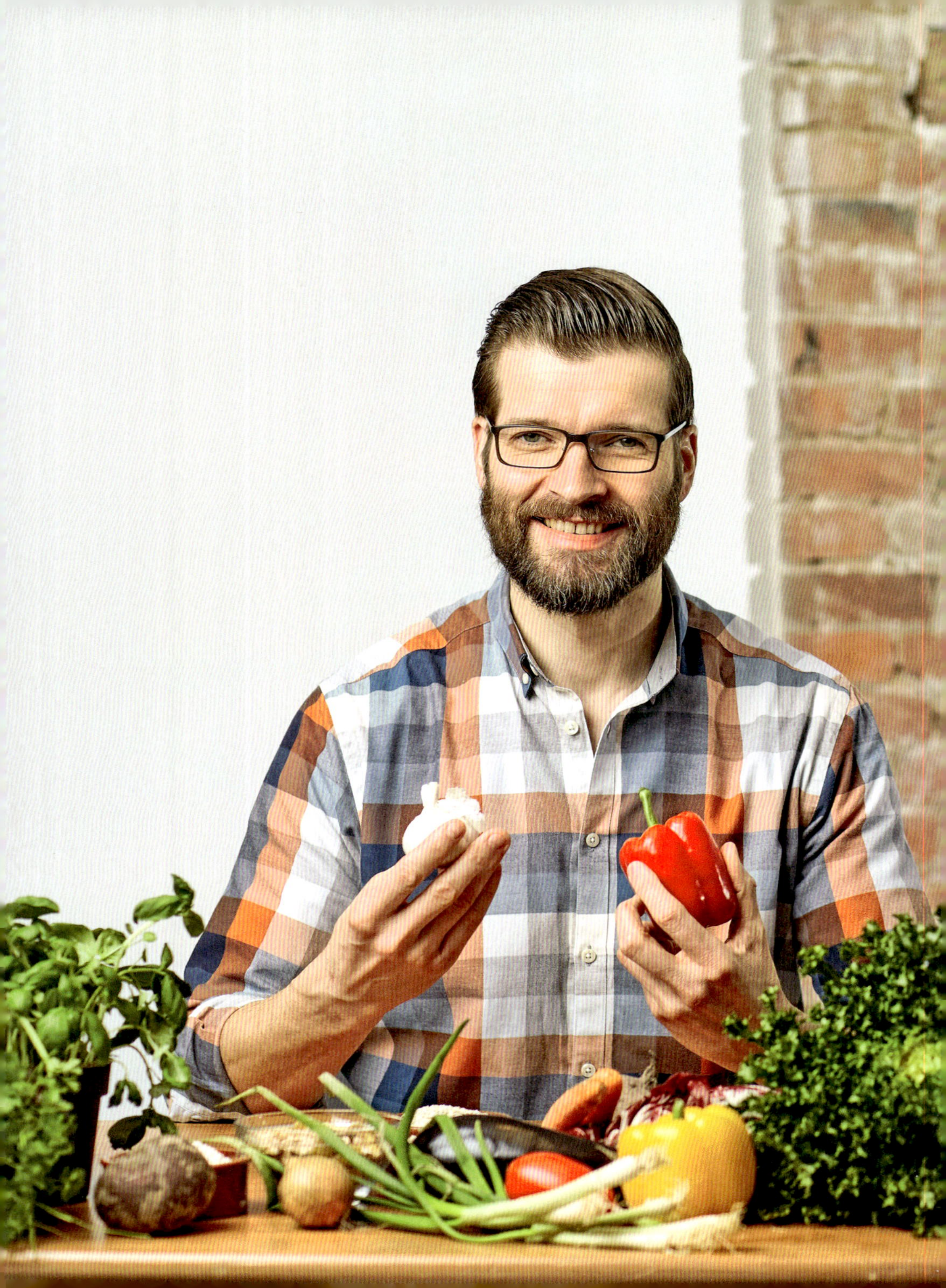

WAS SIE ÜBER ERNÄHRUNG WISSEN MÜSSEN

Für alle, die langfristig planen, gibt es in diesem Kapitel allgemeine Informationen über Ernährung und Aktuelles aus der Ernährungswissenschaft. Damit halten Sie Ihr Gewicht problemlos und sind fit und gesund!

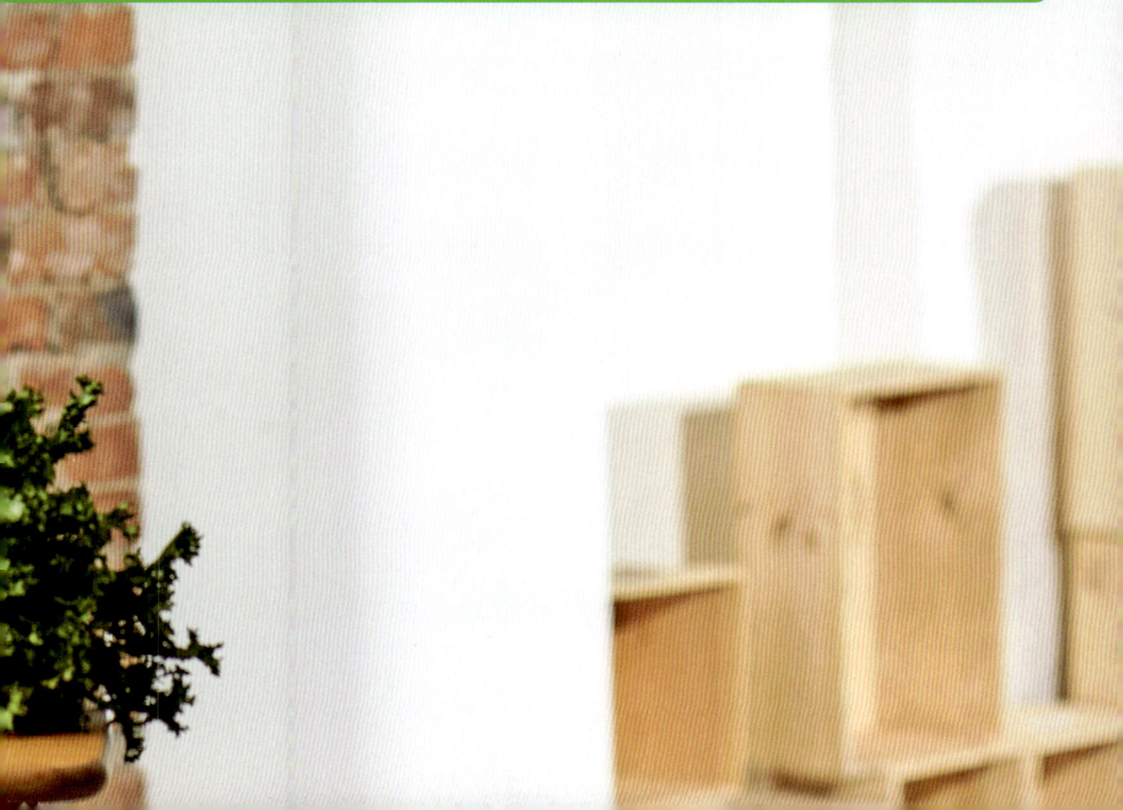

Mehr Power durch gesunde Ernährung

Sie haben auf Ihrem weißen Blatt Ihr aktuelles Essverhalten aufgelistet und in einem ersten Schritt die Minus-20%-Regel angewandt. Vielleicht haben Sie auch schon Ihre unnötigen Lebensmittel identifiziert und gestrichen und haben ein Gefühl für den Kaloriengehalt und die Energiedichte von Lebensmitteln bekommen. In der Regel wissen wir ja, warum die Waage bei uns zuviel anzeigt!

Jetzt gehen wir noch einen Schritt weiter: Wie gesund, vielseitig und vollwertig ernähren Sie sich? Dazu finden Sie in diesem Kapitel viele Informationen. Auf den folgenden Seiten erfahren Sie, wie sich die einzelnen Nährstoffe, Vitamine, Mineralien und Antioxidantien auf Gesundheit, Gewicht und Wohlbefinden auswirken. Das ist zunächst ziemlich theoretisch. Sie erhalten aber auch viele praktische Tipps und Hinweise, mit denen Sie Ihr weißes Blatt entsprechend optimieren können. Denn ich möchte, dass Sie nicht nur abnehmen, sondern auch fit und gesund sind!

Wer sich gesund ernährt, kann sein Gewicht auf Dauer halten.

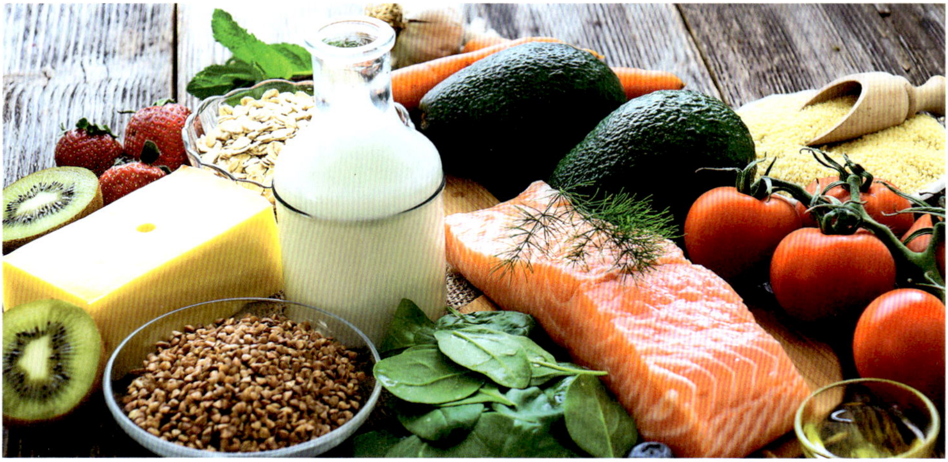

Beginnen wir mit den Kalorien. Wir essen von einigen Nahrungsinhaltsstoffen zu viel, von anderen zu wenig und insgesamt ernähren wir uns im Schnitt zu kalorienreich. Die Folgen dieser Fehlernährung sind nicht nur Krankheiten: Wir nehmen zu und fühlen uns unwohl. Um gegensteuern zu können, müssen Sie zunächst den Energiegehalt der einzelnen Nährstoffe kennen, denn der ist, wie Sie bereits wissen, unter anderem entscheidend für die Energiedichte von Lebensmitteln (siehe Seite 24):

- 1 g Kohlenhydrate enthält 4 Kalorien
- 1 g Eiweiß enthält 4 Kalorien
- 1 g Fett enthält 9 Kalorien

Die Gesamtenergie des Tages sollte sich folgendermaßen auf die verschiedenen Nährstoffe verteilen:

- Kohlenhydrate: 40 bis 45 Prozent
- Eiweiß: 20 bis 25 Prozent
- Fett: 35 bis 40 Prozent

Kohlenhydrate – Energie für Körper und Gehirn

Je nach Anzahl der Zuckermoleküle, aus denen die Kohlenhydrate zusammengesetzt sind, werden sie in Einfach-, Zweifach- oder Mehrfachzucker eingeteilt. Diese verschiedenen Formen werden vom Körper unterschiedlich schnell aufgenommen und erhöhen somit in unterschiedlichem Maße die Blutzuckerwerte. Einfachzucker (Trauben- und Fruchtzucker) und Zweifachzucker (Haushaltszucker) lassen – im Unterschied zu Mehrfachzuckern – den Blutzuckerspiegel besonders schnell ansteigen. Deshalb sollten Sie Lebensmittel, die viel von diesem Zucker enthalten, reduzieren. Dazu gehören Süßigkeiten und Kuchen, aber auch Weißbrot und Fast Food. Bei kohlenhydrathaltigen Lebensmitteln, die den Blutzuckerspiegel langsam ansteigen lassen, können Sie zulangen. Besonders empfehlenswert sind Vollkornprodukte, Hülsenfrüchte und Kartoffeln, weil sie stark sättigen und reich an Vitaminen, Mineral- und Ballaststoffen sind.

!

Von der Gesamtenergie des Tages sollten Sie etwa 40 bis 45 Prozent in Form von Kohlenhydraten aufnehmen.

Auswahl von Lebensmitteln mit guten und ungünstigen Kohlenhydraten

GUTE KOHLENHYDRATE	UNGÜNSTIGE KOHLENHYDRATE
Vollkornbrot	Weißbrot, Brötchen
Vollkornnudeln	Nudeln
Basmatireis mit Gemüse	heller Reis
Haferflocken	Cornflakes
Kartoffeln	Fast Food
Linsen, Kidneybohnen	Süßigkeiten
Nüsse	Kuchen, Plätzchen, Kekse, Schokolade
geschrotete Leinsamen	Weißmehl
Obst und Gemüse	Haushaltszucker, gezuckerte Getränke

Ballaststoffe – gute Kohlenhydrate

Ballaststoffe kommen ausschließlich in pflanzlichen Lebensmitteln vor. Sie sind wichtig für unsere Darmbakterien. Sie sorgen nicht nur für eine gute Verdauung, sondern auch dafür, dass wir uns nach dem Essen richtig satt fühlen – das hilft beim Abnehmen! Dazu kommt, dass sie den Blutzucker nur langsam ansteigen lassen, Blutzuckerspitzen reduzieren und außerdem dabei helfen können, den Blutcholesterinspiegel zu senken.

Ballaststoffreiche Lebensmittel sind Getreideprodukte, Obst, Gemüse, Hülsenfrüchte und Ballaststoffkonzentrate wie Weizenkleie, Haferkleie, geschrotete Leinsamen oder auch Indische Flohsamen. Greifen Sie deshalb bei all diesen Produkten gerne zu – am besten in Kombination mit Milchprodukten und gesunden Fetten. In der folgenden Tabelle finden Sie besonders ballaststoffreiche Lebensmittel.

!

Rund 30 g Ballaststoffe sollten es täglich sein – dazu viel trinken!

Ballaststoffreiche Lebensmittel

100 g LEBENSMITTEL	BALLASTSTOFFE
weiße Bohnen (Trockenware)	17,0 g
Erbsen (Trockenware)	16,5 g
Knäckebrot (kann angereichert sein)	13,0–24,0 g
Roggenvollkornmehl (Type 1806)	13,5 g
Weizenvollkornmehl (Type 1700)	12,9 g
Weizenflocken (Haferflocken)	11,5–12,0 g
Artischocke	10,8 g
Erdnüsse, Linsen, Mandeln, Haferflocken	10 g
Kichererbsen	9,5 g
Roggenvollkornbrot	6,5–9,0 g
Trockenobst	5,0–13,0 g
Mehrkornbrot	5,5–9,0 g

Eiweiß – wichtiger Baustoff für unsere Zellen

Eiweiß sättigt gut und nachhaltig, das ist ebenfalls sehr nützlich, wenn Sie abnehmen möchten. Außerdem ist Eiweiß wichtig für die Produktion von Hormonen, Botenstoffen, Enzymen und den Aufbau von Körpergewebe. Die Empfehlung, 20 bis 25 Prozent der täglichen Gesamtenergie aus Eiweiß zu beziehen, gilt, wenn keine Anzeichen auf eine Schädigung der Nieren vorliegen. Menschen mit Nierenerkrankungen sollten mit ihrem Arzt besprechen, welche Eiweißmenge für sie geeignet ist.

Doch Proteine sind nicht gleich Proteine! Die Qualität des Eiweißes in der Nahrung, die als biologische Wertigkeit bezeichnet wird, ist entscheidend. Sie gibt an, wie viel Gramm Körperprotein aus 100 Gramm Nahrungsprotein gewonnen werden kann. Dabei gilt: Je höher die biologische Wertigkeit eines Nahrungsproteins ist, umso geringer ist die benötigte Proteinmenge. Dabei spielt die Zusammensetzung der Aminosäuren, aber auch die Verdaulichkeit der Nahrungsproteine eine wichtige Rolle.

In der Regel haben tierische Proteine eine höhere biologische Wertigkeit als pflanzliche. Jedoch können sich Nahrungsproteine in ihrer biologischen Wertigkeit ergänzen, d. h. zwei einzeln betrachtete Nahrungsproteine mit jeweils geringer biologischen Wertigkeit ergeben, wenn man sie zusammen isst, eine höhere biologische Wertigkeit. Gute Beispiele dafür sind Getreideerzeugnisse mit einem Milchprodukt, Kartoffeln mit Ei oder Hülsenfrüchte mit Getreideerzeugnissen. In der Praxis funktioniert das so: Auch pflanzliche Proteine aus Kartoffeln, Hülsenfrüchten und Nüssen in Kombination mit tierischen Proteinen sorgen für eine gute Proteinversorgung Ihres Körpers. Ebenso vegetarische Kombinationen wie Kidneybohnen mit Reis, Soja mit Kartoffeln oder Haferflocken mit Milch.

Eiweißreiche Lebensmittel sind Fisch, mageres Fleisch inklusive Schinken, Eier, fettarme Milchprodukte, vor allem Quark und Käse, Hülsenfrüchte wie Linsen, Erbsen, Bohnen sowie Soja, Nüsse, Erdnüsse, Cashewnüsse und Mandeln.

Fett – Energiereserve und Schutz für unseren Körper

Fett war lange Zeit verpönt, doch heute wissen wir: Fett ist ein wichtiger Nährstoff, denn es enthält lebensnotwendige Fettsäuren, die unser Körper braucht, um beispielsweise Hormone oder Zellwände aufzubauen. Fett versorgt uns auch mit den fettlöslichen Vitaminen A, D, E und K. Außerdem schützt es unsere Organe wie ein Polster vor Verletzungen. Nebenbei ist Fett ein wichtiger Träger von Aroma- und Geschmacksstoffen. Darüber hinaus sättigt Fett sehr gut und nachhaltig. So fand man heraus, dass der menschliche Körper über Sensoren zum Beispiel in der Leber verfügt, die die Verstoffwechselung von Fettsäuren registrieren. Dies signalisiert dem Gehirn, dass Energie verfügbar ist, woraufhin die Nahrungszufuhr reduziert wird.

Soweit die gute Nachricht. Wenn Sie jedoch übergewichtig sind, sollten Sie trotzdem versuchen, weniger Fett zu sich zu nehmen. Denn 1 Gramm Fett enthält doppelt so viele Kalorien wie Kohlenhydrate und Eiweiß. Grundsätzlich sollte Fett 35 bis 40 Prozent der Gesamtkalorien ausmachen und Sie sollten Fette pflanzlichen Ursprungs bevorzugen.

!

Fett sollte 35 bis 40 Prozent der Gesamtkalorien ausmachen.

Die Deutsche Gesellschaft für Ernährung empfiehlt folgende Zusammensetzung der Gesamtfettmenge:

- 10 Prozent aus gesättigten Fettsäuren (hauptsächlich in tierischen Fetten wie Fleisch, Milch und Milchprodukten, aber auch in pflanzlichen Fetten wie Kokosfett)
- 7 bis 10 Prozent aus mehrfach ungesättigten Fettsäuren (z. B. in Walnuss- und Kürbiskernöl)
- 10 bis 13 Prozent aus einfach ungesättigten Fettsäuren (z. B. in Oliven- oder Rapsöl)

Während gesättigte Fettsäuren die Insulinresistenz fördern, wirken sich einfach ungesättigte Fettsäuren sowie Omega-3-Fettsäuren positiv auf die Gesundheit aus – auch auf die Gehirnleistung!

Wir sollten pro Tag insgesamt nicht mehr als 80 Gramm Fett zu uns nehmen. Diese Menge ist je nach Essgewohnheiten schnell erreicht, bei vielen Menschen liegt die tägliche Zufuhr deutlich höher, bei rund 140 Gramm Fett. Ungefähr 80 Gramm Fett am Tag erreichen Sie, wenn Sie Folgendes essen:

- 2 Esslöffel Pflanzenöl +
- 1 Esslöffel Streichfett (Butter oder Margarine) +
- 150 g mageres Fleisch oder 200 g Fisch +
- 1 Scheibe Käse +
- 1 Scheibe magerer Schinken/Wurst +
- 1 Becher Naturjoghurt, 3,5 % Fett (150 g) +
- 1 große Tasse Milch, 3,5 % Fett (250 ml) +
- 1 gekochtes Ei (60 g)

Super Fettquellen sind pflanzliche Öle, vor allem Walnuss-, Raps-, Lein-, Kürbis- und Olivenöl, sowie Nüsse und Samen.

Sauermilchprodukte wie Quark, Joghurt, Buttermilch und Kefir in voller Fettstufe (nicht mager) sind nicht nur sättigend, sondern auch gute Eiweißlieferanten. Nicht zuletzt sind sie gut für unsere Darmflora. Essen Sie ca. 200 Gramm Joghurt, Kefir oder Quark und 1 Scheibe Käse (vollfett) pro Tag.

Milch hingegen genießen Sie bitte nur in kleinen Mengen, zum Beispiel im Kaffee, und nicht als Getränk oder Zwischenmahlzeit.

10 Gramm hochwertige Fettsäuren stecken in

1 EL Rapsöl	zum Braten in der Pfanne
3 EL Leinsamen	zum Müsli
1 EL Olivenöl	zum Salat, zu Antipasti
2 EL Walnüsse	über den Salat, zum Knabbern

Alkohol – weniger ist mehr

Wenn Sie dreimal in der Woche wenig Alkohol trinken – etwa 125 Milliliter Wein oder 300 Milliliter Bier –, ist dies sicher unbedenklich. Trinken Sie jedoch regelmäßig größere Mengen, sollten Sie Ihren Konsum reduzieren. Sie erinnern sich: 1 Gramm Alkohol enthält 7 Kilokalorien – fast so viel wie Fett. Mit Alkohol nehmen Sie also jede Menge flüssige Kalorien auf, was zu Übergewicht führen kann bzw. beim Abnehmen nicht hilfreich ist.

Wieviel wovon?

Nun wissen Sie Bescheid über Eiweiß, Kohlenhydrate und Fett. Doch wie funktioniert das jetzt ganz konkret bei Ihnen in der Küche? Die oben bei den jeweiligen Nährstoffen genannten Lebensmittel helfen Ihnen bei der Auswahl. Auch die Warenkörbe im Rezeptkapitel (siehe Seite 70) enthalten natürlich nur empfehlenswerte Lebensmittel. Hier gebe ich Ihnen darüber hinaus noch ein paar allgemeine Tipps.

Gemüse: Essen Sie reichlich Gemüse, am besten nach Saison. So nehmen Sie viele Ballaststoffe, Vitamine, Mineralstoffe und sekundäre Pflanzenstoffe auf. Für Zwischenmahlzeiten sind Gemüsesticks perfekt – der Blutzuckerspiegel bleibt unten und der Hunger wird gestillt.

> !
> Abwechslung ist die Basis für eine gesunde Ernährung!

Hülsenfrüchte: Hülsenfrüchte haben zwar mehr Kalorien als Gemüse, enthalten dafür jedoch viel Eiweiß und Ballaststoffe. Ein Salat mit Kichererbsen oder Kidneybohnen liefert Ihnen wichtige Inhaltstoffe und sättigt gut.

Obst: Frisches Obst nach Saison sollte jeden Tag auf Ihrem Speiseplan stehen. Aber keine Obstkonserven, denn da steckt viel Zucker drin.

Gesunde Zwischenmahlzeiten

Obst sei eine ideale Zwischenmahlzeit, so heißt es immer. Dem möchte ich hier widersprechen. Denn um geistig fit und leistungsfähig zu bleiben, brauchen wir weniger Zucker, sondern vor allem hochwertige Proteine in Form von Nüssen, Hülsenfrüchten und Quark oder Naturjoghurt. Für den kleinen Hunger zwischendurch mischen Sie also besser ein Drittel Obst mit zwei Dritteln Quark oder Joghurt oder Sie essen einfach eine Handvoll Nüsse.

Nüsse: Zugegeben, Nüsse sind kalorienreich, aber es sind gesunde Kalorien: Wenn Sie beispielsweise 250 Gramm Fruchtjoghurt essen, ziehen Sie sich rund elf Zuckerwürfel rein, der Blutzucker steigt in die Höhe und sinkt sehr schnell wieder ab. Heißhunger ist die Folge. Essen Sie hingegen 50 Gramm Walnüsse, nehmen Sie damit zwar etwa genauso viele Kalorien zu sich, aber die Nüsse machen anhaltend satt und stärken auch noch Ihre Gehirnleistung.

Milch und Milchprodukte: Naturjoghurt, Buttermilch und Kefir – setzen Sie auf pure Milchprodukte ohne Zuckerzusatz oder Fruchtgeschmack. Auch die Diät- und Lightvarianten sind oft voller Zusatzstoffe und deshalb nicht empfehlenswert. Käse aller Art bis 45 % Fett i. Tr., Frischkäse, Feta und Mozzarella sollten in den Einkaufkorb. Milch ist kein Getränk, sondern als Lebensmittel zu betrachten – im Müsli oder Kaffee sind geringe Mengen täglich kein Problem. Verwenden Sie ruhig Vollmilch, aber behalten Sie die Gesamtmenge im Blick. Bei drei großen Tassen Milchkaffee im Büro kommen schnell 500 Milliliter zusammen.

Fleisch, Fisch, Geflügel und Eier: Fleisch und Geflügel essen Sie zwei- bis dreimal pro Woche, aber bitte aus vernünftiger Tierhaltung. Beim Fisch darf es auch gern mal was Regionales sein, zum Beispiel Forelle oder Karpfen. Fette Seefische wie Hering, Lachs oder Sardine enthalten wichtige Omega-3-Fettsäuren, deshalb sollten diese Fische einmal pro Woche auf den Tisch. Jeden zweiten Tag ein oder zwei Eier sind in Ordnung, denn sie enthalten hochwertiges Eiweiß, wie alle tierischen Produkte.

!

Wurst ist ein Genussmittel und kein essenzielles Lebensmittel.

Wurst: Im Vergleich zu Fleisch hat Wurst eine hohe Energiedichte und enthält zusätzlich noch viel Salz und Zusatzstoffe wie Geschmacksverstärker, Aromastoffe und Konservierungsstoffe. 200 Gramm Rindergulasch haben rund 380 Kalorien, eine Packung mit 200 Gramm Fleischsalat dagegen schon etwa 620 Kalorien plus einen hohen Salzgehalt und diverse Zusatzstoffe.

Speisefett: Ein wenig Butter oder Frischkäse unter der Marmelade, dem Käse oder der Wurst ist völlig okay. Die angeblich so gesunde Margarine ist aus meiner Sicht ein aufgeblasenes Werbemärchen und im Unterschied zur Butter ein sehr stark bearbeitetes Lebensmittel. Lassen Sie sie weg. Beim Öl wechseln Sie ab, zum Beispiel zwischen Raps-, Oliven-, Walnuss- und Kürbiskernöl. Rapsöl ist gut zum Braten, die anderen Öle sind für kalte Zubereitungen geeignet. Vor allem native, also kaltgepresste Sorten sind sehr gut zur Vorbeugung von Herz-Kreislauf-Erkrankungen. In ihnen stecken viele wichtige Fettsäuren und Vitamine.

Getreideprodukte und Backwaren: Am besten für unsere Gesundheit sind niedrig ausgemahlene Dinkelbackwaren, denn sie enthalten alle wichtigen Nährstoffe. Mit anderen Worten: Bevorzugen Sie grundsätzlich Vollkornprodukte, ob beim Brot, beim Reis oder bei Nudeln. Probieren Sie einmal Brote aus den alten Getreidesorten Emmer, Einkorn und Kamut. Sie enthalten, wie alle Vollkornbrote, vor allem Ballaststoffe und komplexe Kohlenhydrate. Fragen Sie beim Bäcker nach, wie viel volles Korn im Brotteig enthalten ist – mindestens 70 bis 80 Prozent sollten es sein. Getreideflocken aus Hafer und Dinkel sind in der Kombination mit Milchprodukten ideal. Cornflakes und Honig- bzw. Schokoflocken sind kein Müsli, sondern Süßigkeiten, und erhöhen schon beim Frühstück massiv den Blutzuckerspiegel: Spätestens um 10 Uhr haben Sie wieder Hunger!

!

Kuchen, Süßigkeiten, Kekse und Weißbrot sind fürs Wochenende oder für besondere Gelegenheiten reserviert.

Neues aus der Ernährungswissenschaft

Ich empfehlen meine Patienten schon seit einiger Zeit eine Ernährung mit reduzierten Kohlenhydraten und etwas mehr Eiweiß und Fett – auch, weil die in Studien am besten abschneidet. 2016 erschien beispielsweise eine neue Analyse einer bereits im Jahre 1991 initiierten Langzeitbeobachtungsstudie der „Women's Health Initiative". Die Ernährungsgewohnheiten von 88.000 Frauen hatte man vier Ernährungsformen zugeteilt: Low-Fat, Low-Carb, traditionell mediterran oder „offiziell gesund" (nach US-Ernährungsrichtlinien). Die Wissenschaftler wollten herausfinden, wie hoch im Zeitraum von acht Jahren das Risiko für eine Gewichtszunahme war. Und siehe da: Die Frauen, die sich deutlich Low-Fat ernährten, hatten ein deutlich erhöhtes Risiko für eine Gewichtszunahme – landeten also auf Platz vier. Wer sich hingegen am deutlichsten kohlenhydratreduziert und fettreich ernährte, hatte ein signifikant gesenktes Risiko – Platz eins! Die mediterrane Ernährung kam auf den zweiten Platz, die „offiziell gesunde" Ernährung auf den dritten.

Weniger Kohlenhydrate, mehr Eiweiß

Von wissenschaftlicher Seite wird weltweit empfohlen, den Anteil von Eiweiß in der Ernährung zu erhöhen und den Anteil von Kohlenhydraten zu senken. Diese Empfehlungen setze ich bei meinen Patienten um und die Ergebnisse sind wirklich hervorragend. Nicht nur in puncto Gewichtsreduktion, sondern auch bei Sportlern und bei allen, die ihre Figur optimieren möchten. Die gesundheitlichen Effekte sind ebenfalls beeindruckend, denn sämtliche Blutwerte verbessern sich: Langzeitzucker, Leberwerte, HDL, LDL, Triglyzeride sowie die Harnsäure.

Machen Sie sich am besten mal klar: Wenn Sie morgens ein Brot mit Marmelade oder Honig essen und als Zwischenmahlzeit einen Smoothie aus drei Obststücken trinken, haben Sie zwar wenig Fett zu sich genommen, aber um die Mittagszeit wieder großen Hunger. Ihr Blutzuckerspiegel und somit auch der Insulinspiegel kommen nicht zur Ruhe, durch die großen Schwankungen haben Sie immer wieder Hunger und dazu eine schlechte Fettverbrennung.

Sind Zwischenmahlzeiten wichtig?

Bei schlanken Menschen mit einem schnellen Stoffwechsel sind Zwischenmahlzeiten kein Problem und in der Regel wichtig. Auch bei Menschen, die viel Sport treiben und schlank sind, wären Snacks zwischendurch kein Problem.

Alle anderen brauchen keine Zwischenmahlzeiten, vor allem nicht, wenn sie abnehmen möchten. Denn wenn Sie alle zwei bis drei Stunden etwas essen, und dann noch sehr zuckerreiche Speisen wie zum Beispiel Obst, Smoothies oder Süßigkeiten, schwankt Ihr Blutzuckerspiegel ständig auf und ab – mit den beschriebenen Folgen.

Wenn Sie eine längere Pause überbrücken müssen, und es ohne etwas zu essen nicht aushalten, dann essen Sie etwas Proteinreiches, wie ein Naturjoghurt oder eine Handvoll Nüsse. Dies sättigt und lässt den Blutzuckerspiegel nicht so stark ansteigen.

Warum Eiweiß satt macht

Nahrungseiweiße bestehen chemisch betrachtet aus Aminosäureketten. Die Eiweiße werden im Darm aufgeschlüsselt und die verschiedenen Aminosäuren werden über die Blutbahn dorthin transportiert, wo sie gebraucht werden. Unter anderem führen Aminosäuren zur Ausschüttung von Cholecystokinin, das ist ein wirksames Sättigungshormon. Die Aminosäure Leucin ist sogar in der Lage, direkt im Gehirn einen Sättigungsreiz auszulösen. Aminosäuren machen also nachhaltig satt!

!

Eiweiße machen schnell und nachhaltig satt, weil die Sättigungshormone aktiv getriggert werden.

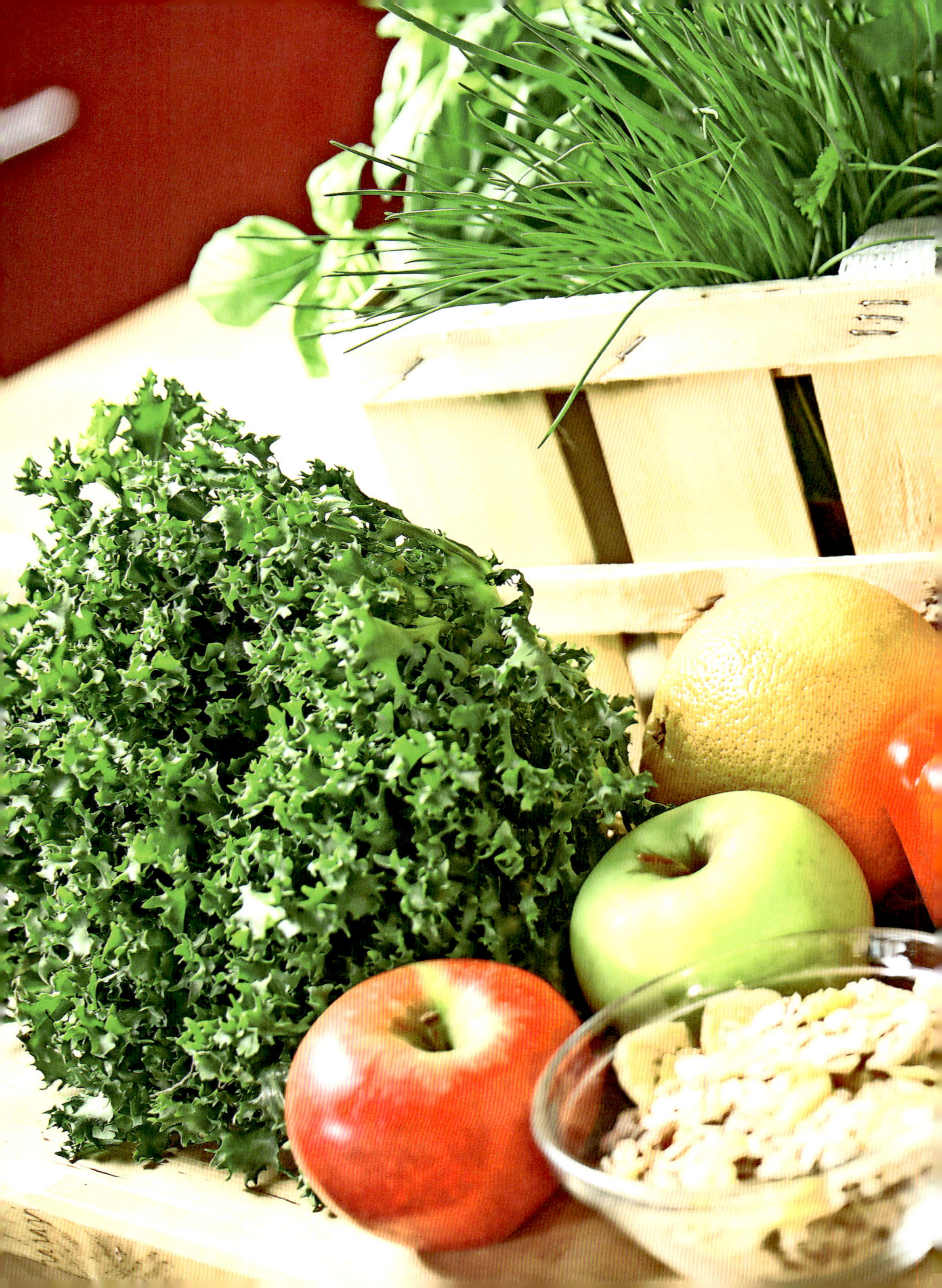

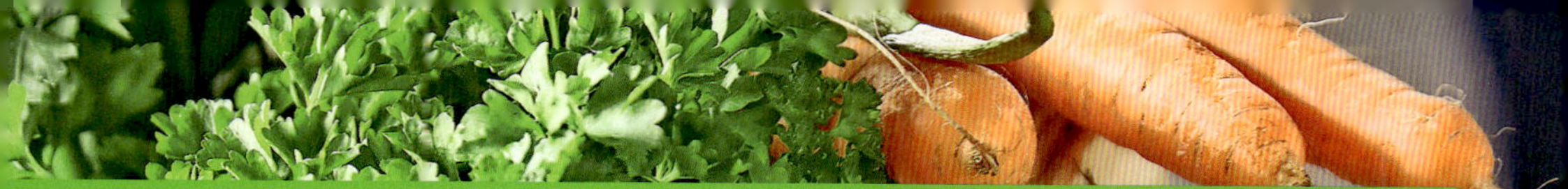

REZEPTE FÜR DEN ALLTAG: MEINE WARENKÖRBE

In diesem Kapitel stelle ich Ihnen meine Warenkörbe und viele leckere und einfache Rezepte vor. Die Warenkörbe dienen als Basis für eine gesunde Ernährung und haben sich zusammen mit den Rezepten als Einstieg in eine ausgewogene Auswahl von Lebensmitteln bewährt.

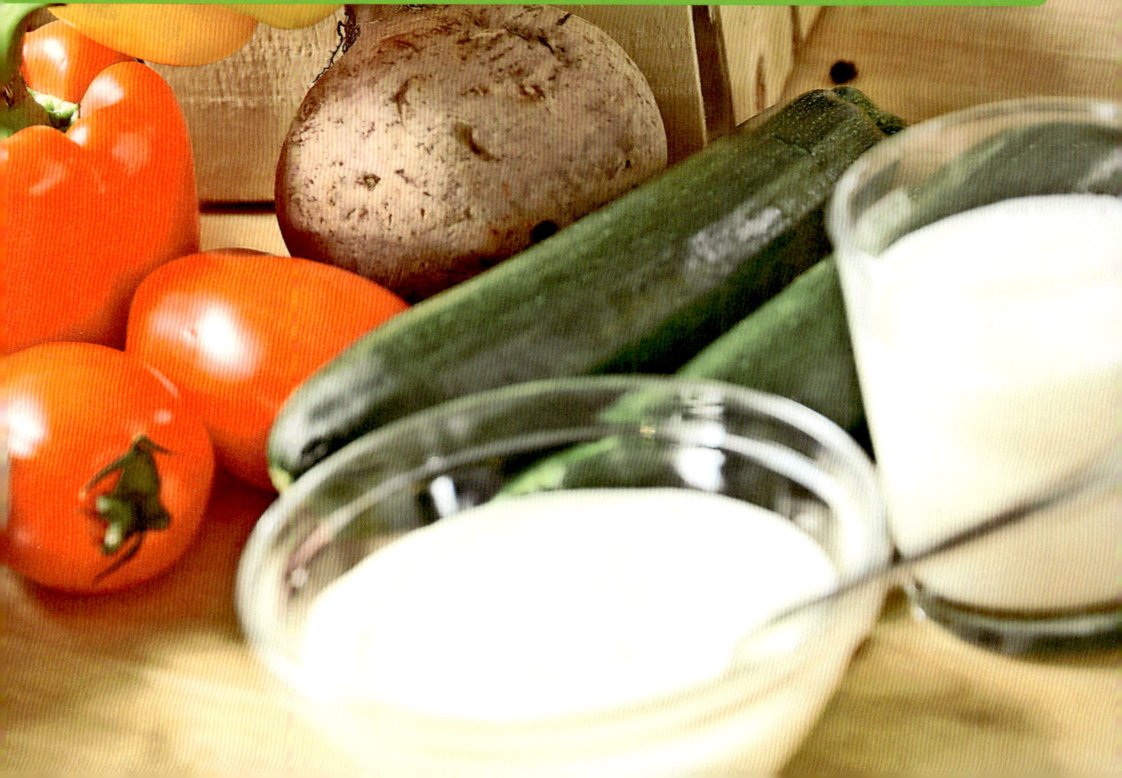

So funktionieren die Warenkörbe

> **!**
>
> Aus den Lebensmitteln des Warenkorbs können Sie täglich zwei kalte und eine warme Mahlzeit zubereiten.

In meinen Warenkörben befinden sich Lebensmittel, die Sie überall bekommen, ob im Supermarkt, auf dem Markt oder im Bioladen. Es sind frische Produkte ohne Zusatzstoffe.

Aus den Lebensmitteln eines Warenkorbes können Sie **fünf Tage lang** jeden Tag **drei schnelle, unkomplizierte Mahlzeiten zubereiten: zwei kalte und eine warme.** Die Rezepte für die warmen Gerichte finden Sie nach den Zutaten für die einzelnen Warenkörbe.

Für alle, die gerne nach Plan kochen, habe ich auf Seite 105 Wochenpläne zusammengestellt. Da können Sie auch gleich sehen, welche kalten Gerichte sich aus dem Warenkorb zaubern lassen. Einige Rezepte eignen sich besonders gut zum **Meal Prep:** Kochen Sie am Abend die doppelte Portion und Sie haben für den folgenden Mittag ein zusätzliches warmes Gericht! Perfekt für alle, die nicht so gerne kalt essen. Meal-Prep-Rezepte habe ich gesondert gekennzeichnet.

Die Warenkörbe lassen sich auch ergänzen, beispielsweise mit dem, was sich in Ihrer **Stress-Box** befindet, also etwas Schokolade, Chips oder Wein. Auch ein paar Nudeln oder Kartoffeln mehr am Tag sind erlaubt.

Alle Rezepte sind **für eine Person** berechnet: Nichts für Gäste, aber echte Helfer, um den Alltag ohne großen Aufwand gesund zu gestalten. Die Rezepte habe ich schon mit zahlreichen meiner Patienten ausprobiert und weiß daher, dass sie super funktionieren.

Am Wochenende können Sie eigene Rezepte ausprobieren, so kann sich Ihr neues Essverhalten Schritt für Schritt festigen. Vielleicht haben Sie ja auch Lust und Zeit, sich an etwas Komplizierteres heranzuwagen?

Ich habe Ihnen vier Warenkörbe zusammengestellt: Zwei mit 1500 und zwei mit 1800 Kalorien pro Tag, jeweils für Frühling und Sommer sowie Herbst und Winter. Die Warenkörbe mit 1500 Kalorien sind eher für Frauen geeignet.

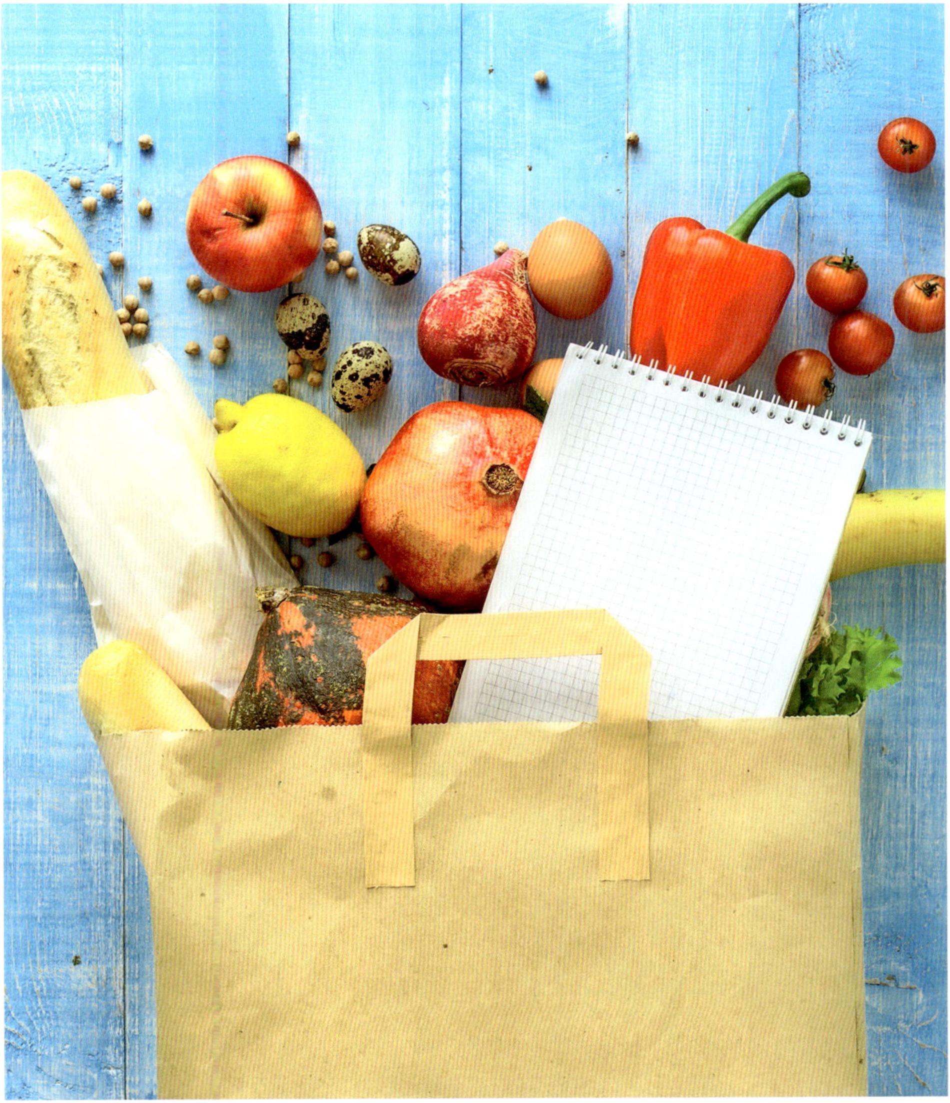

Meine Warenkörbe sind ein perfekter Einstieg in eine ausgewogene Lebensmittelauswahl.

Warenkorb 1 für Frühling und Sommer

7835 kcal gesamt (rund 1500 kcal täglich)

Gemüse:
400 g Kartoffeln *280 kcal*
600 g Spargel *120 kcal*
200 g grüner Spargel *60 kcal*
500 g Karotten *130 kcal*
150 g Zuckerschoten *90 kcal*
500 g Spinat *100 kcal*
1 Kohlrabiknolle (ca. 350 g) *100 kcal*
200 g Radieschen *35 kcal*
250 g Cocktailtomaten *50 kcal*

Obst:
1000 g Erdbeeren *300 kcal*
5 Bananen *550 kcal*
500 g Himbeeren *160 kcal*

Teigwaren, Brot, Getreide:
400 g Vollkornbrot *880 kcal*
50 g Reis *180 kcal*
50 g Bandnudeln *180 kcal*
200 g Haferflocken *750 kcal*

Hülsenfrüchte, Nüsse:
50 g rote Linsen *160 kcal*
50 g Cashewkerne *270 kcal*

Milchprodukte:

150 g Hartkäse bzw. Parmesan *540 kcal*
1 Becher Saure Sahne, 10 % (150 g) *180 kcal*
1 Päckchen Schafskäse (200 g) *500 kcal*
1 Körniger Frischkäse (200 g) *200 kcal*
500 g Magerquark *280 kcal*
500 g Joghurt, 1,8 % Fett *230 kcal*

Sonstiges:

2 Eier *170 kcal*
100 g Räucherlachs *250 kcal*
2 EL Rapsöl *240 kcal*
4 EL Olivenöl *500 kcal*
20 g Butter *150 kcal*
100 ml Kokosmilch *200 kcal*

Kalorisch zu vernachlässigen kommen hinzu:

ca. 25 g Rucola
ca. 30 ml Milch, 3,8 % Fett
Schalotten
1 kleines Stück Ingwer frisch
Schluck Weißwein
Gemüsebrühe
Currypaste
Currypulver
Aceto balsamico
Knoblauch
Zitrone
Chili
Muskat
Estragon, Schnittlauch, Basilikum
Salz, Pfeffer

REZEPTE FÜR DIE WARMEN MAHLZEITEN

Reis mit Rucola und Zuckerschoten

Meal Prep: Menge einfach verdoppeln!

Zutaten für 1 Portion

- 50 g Reis
- 25 g Rucola
- 100 g Zuckerschoten
- 1 Knoblauchzehe
- 5 Cocktailtomaten
- 1 EL Olivenöl
- 1 kleine Chilischote
- 50 g Schafskäse
- Salz, Pfeffer
- 10 g Parmesan

Zubereitung

Reis nach Anweisung kochen. Rucola verlesen, reinigen und trocken schleudern. Zuckerschoten reinigen. Knoblauch klein hacken, die Cocktailtomaten reinigen und halbieren.

Pfanne leicht erhitzen, Olivenöl dazu, die Chilischote, den Knoblauch, die Zuckerschoten und die Tomaten darin andünsten. Reis und den gewürfelten Schafskäse hinzufügen. Zum Schluss den Rucola dazugeben und vermengen.

Mit den Gewürzen abschmecken, Parmesan darüberstreuen und direkt servieren.

Mediterraner Spargelsalat mit frischen Erdbeeren

Zutaten für 1 Portion

- 200 g Spargel
- 1 Handvoll Basilikum
- 100 g Erdbeeren
- Salz, Pfeffer
- 1–2 EL Balsamico
- 1 EL Olivenöl
- 30 g Parmesan

Zubereitung

Spargel schälen und bissfest kochen. Basilikum reinigen und grob schneiden, die Erdbeeren reinigen und vierteln. Mit Pfeffer, Salz und dem Balsamico sowie Olivenöl vermengen.

Spargel in mundgerechte Stücke scheiden, den Parmesan grob hobeln und alles mit der Marinade vermengen.

Grün-weißes Spargelragout mit Bandnudeln

Zutaten für 1 Portion

100 g weißer Spargel
100 g grüner Spargel
50 g Bandnudeln
10 g Butter
1 Schalotte
50 g Zuckerschoten
50 ml Weißwein
100 g saure Sahne
50 g Parmesan
Pfeffer, Salz
1 Handvoll Basilikum, Estragon, Schnittlauch

Zubereitung

Weißen Spargel schälen, weißen und grünen Spargel in 3 cm lange Juliennes schneiden. Die Spargelköpfe verschonen.

Nudeln nach Packungsanweisung al dente kochen. Währenddessen die frischen Kräuter hacken, den Parmesan reiben und die Schalotte in Würfel schneiden.

Die Butter bei milder Hitze schmelzen, die Schalottenwürfel darin glasig dünsten und die Spargeljuliennes und Zuckerschoten leicht andünsten. Nach 3 Minuten mit Weißwein ablöschen. Nach und nach saure Sahne hinzugeben. Kurz erhitzen, nicht kochen. Salzen und pfeffern

Die frischen Kräuter und den Parmesan unter die Sauce heben. Die Sauce mit den Nudeln servieren.

Veganes Curry

Zutaten für 1 Portion

1 Karotte
100 g Kohlrabi
100 g Kartoffeln, vorwiegend festkochend
1 Schalotte
ein kleines Stück Ingwer
1 kleine Chilischote
100 g grüner Spargel
1 EL Rapsöl
50 g rote Linsen
1 TL Currypulver
1–2 TL Currypaste
100 ml Kokosmilch
25 g Cashewkerne
150 ml Gemüsebrühe ohne Zusatzstoffe
Salz, Pfeffer

Zubereitung

Karotte, Kohlrabi und Kartoffeln reinigen, schälen und in ½ cm dicke Scheiben schneiden. Schalotte, Ingwer und Chilischote reinigen und klein schneiden. Grünen Spargel reinigen, ca. ½ cm an der Abschnittstelle abschneiden und in 3 Teile schneiden.

Das Rapsöl in einem großen Topf erhitzen, Schalotte, Chili, Ingwer und Kartoffeln darin andünsten. Rote Linsen, Spargelabschnitte und Karotten zugeben und 5 Minuten mitdünsten.

Currypaste und -pulver in den Topf geben und vermengen. Kokosmilch mit der Gemüsebrühe zugeben und kurz aufkochen lassen. Dann bei mittlerer Hitzezufuhr 12 Minuten ziehen lassen.

Währenddessen die Cashewkerne grob hacken und in einer Pfanne ohne Öl rösten. Cashewkerne in den Topf geben, vermengen und ca. 6 Minuten bei mittlerer Hitze ziehen lassen. Mit Salz und Pfeffer abschmecken.

Portugiesische Spinattortilla

Zutaten für 1 Portion

200 g frischer Spinat
1 Knoblauchzehe
25 g Cashewkerne
50 g Schafskäse
10 g Butter
etwas Bio-Zitronenschale
Salz, Pfeffer
Muskat
1 Ei
30 ml Milch
1 EL Rapsöl

Zubereitung

Ofen auf 180 °C vorheizen.

Spinat reinigen. Knoblauch fein würfeln. Cashewkerne in einer Pfanne ohne Fett goldbraun rösten. Schafskäse in 1 cm große Würfel schneiden.

Butter in einem Töpfchen erhitzen (leichte Hitze!). Knoblauch in der heißen Butter andünsten. Spinat, Cashewkerne und Zitronenschale zugeben. Mit Salz, Pfeffer und Muskat würzen. So lange garen, bis der Spinat zusammenfällt, dann die Käsewürfel unterheben und den Topf vom Herd ziehen.

Ei mit der Milch verquirlen und mit Salz und Pfeffer würzen. Rapsöl in einer ofenfesten, beschichteten Pfanne erhitzen. Eiermasse hineingeben und bei milder Hitze leicht stocken lassen. Spinatmasse gleichmäßig darauf verteilen und im Backofen auf der mittleren Schiene in ca. 7 Minuten stocken lassen.

Pfanne aus dem Ofen nehmen, Tortilla am Rand vorsichtig lösen, auf einen flachen Teller gleiten lassen.

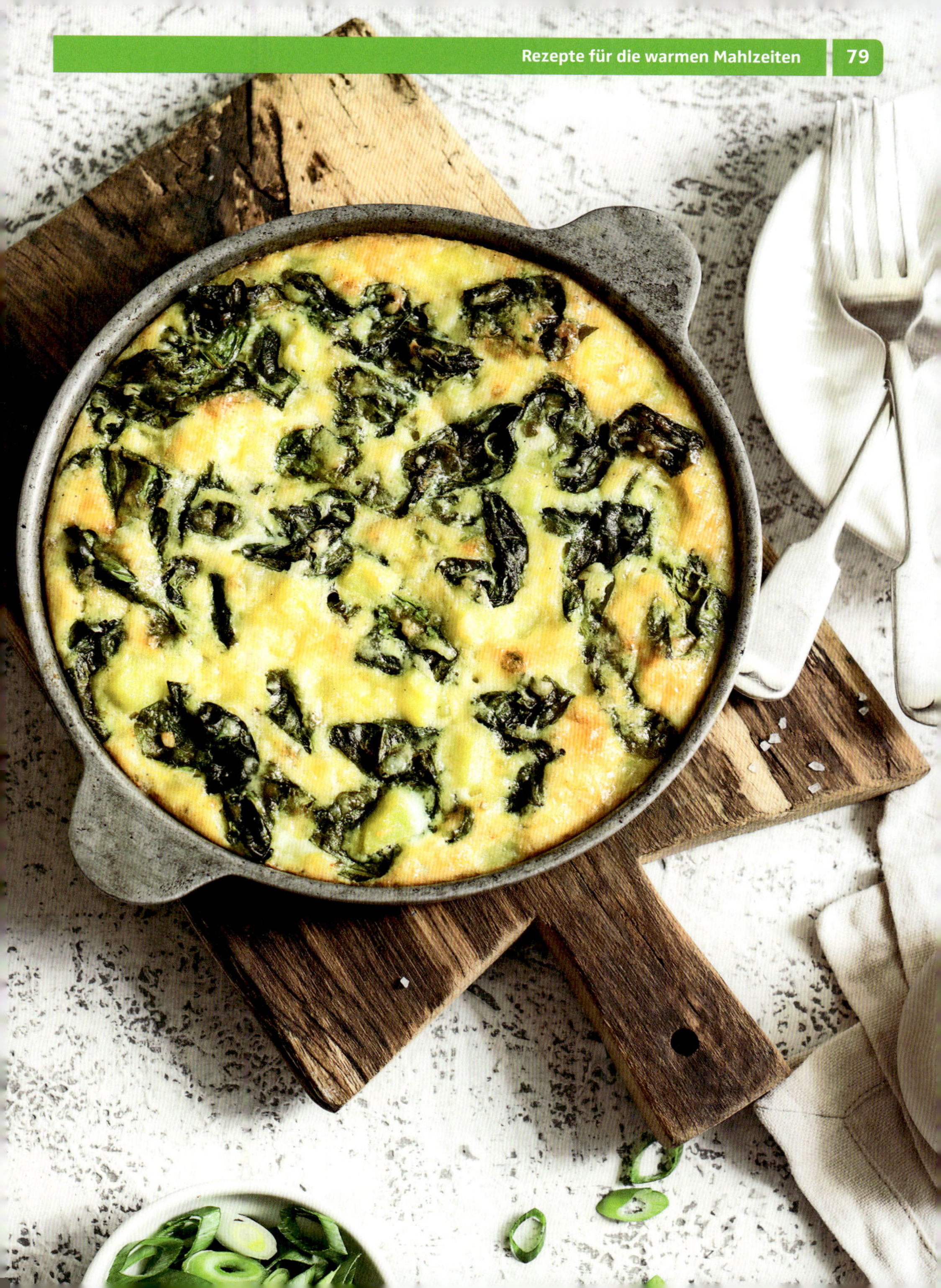

Warenkorb 2 für Frühling und Sommer

8950 kcal gesamt (rund 1800 kcal täglich)

Gemüse:

200 g Cocktailtomaten *35 kcal*
300 g Rispentomaten *60 kcal*
440 g Kartoffeln (vorwiegend festkochend) *320 kcal*
2 rote Paprika *130 kcal*
2 gelbe Paprika *130 kcal*
1 kleine Gurke *30 kcal*
1 Lauch *60 kcal*
50 g Pilze nach Wahl *10 kcal*
2 Zucchini *100 kcal*
½ Kohlrabi *20 kcal*
200 g Karotten *75 kcal*

Obst:

100 g Erdbeeren *30 kcal*
250 g Brombeeren *100 kcal*
1 Banane *110 kcal*
200 g Pflaumen *90 kcal*

Teigwaren, Brot, Getreide:

120 g Gnocchi (Kühltheke) *180 kcal*
100 g Farfalle (ungekocht) *360 kcal*
3 Vollkornbrötchen *400 kcal*
2 Mischbrötchen *260 kcal*
460 g Vollkornbrot *1000 kcal*

Hülsenfrüchte, Nüsse:

100 g Kichererbsen (Dose) *130 kcal*
100 g Walnüsse *660 kcal*
10 g Pinienkerne *70 kcal*

Milchprodukte:

300 g Schafskäse 700 kcal
125 g Mozzarella 330 kcal
110 g Parmesan 420 kcal
50 g Emmentaler 200 kcal
100 g Schmand 240 kcal
45 g Butter 330 kcal
500 g Joghurt, 3,8 % Fett 380 kcal
250 g Quark, 20 % Fett i. Tr. 240 kcal

Sonstiges:

3 EL Olivenöl 390 kcal
4 EL Rapsöl 490 kcal
1 TL Kürbiskernöl 60 kcal
2 Eier 170 kcal
100 g Rinderhackfleisch 200 kcal
100 g Räucherlachs 200 kcal
400 g Tomaten, stückig (Dose) 100 kcal
50 g Marmelade 140 kcal

Kalorisch zu vernachlässigen kommen hinzu:

50 g Rucola
50 g Mais und Kidneybohnen (Dose)
Petersilie
1 kleines Bund gemischte Kräuter
Knoblauch
Schalotten
Chilischote
Zwiebeln
Salz, Pfeffer
Muskat
Paprikapulver
Currypaste
Balsamico-Essig
Gemüsebrühe

REZEPTE FÜR DIE WARMEN MAHLZEITEN

Gnocci mit Rucola

Zutaten für 1 Portion

- 120 g Gnocchi
- 50 g Rucola
- 1 Knoblauchzehe
- 5 Cocktailtomaten
- 1 EL Olivenöl
- 50 g Schafskäse
- 1 kleiner TL Kürbiskernöl
- 1 kleine Chilischote
- Salz, Pfeffer
- etwas Parmesan

Zubereitung

Gnocchi nach Packungsanweisung kochen. Rucola verlesen, waschen und trocken schleudern. Knoblauch klein hacken, die Cocktailtomaten waschen und halbieren.

Pfanne leicht erhitzen, Olivenöl dazu, Chili, Knoblauch und Tomaten darin andünsten. Gnocchi und den gewürfelten Schafskäse hinzufügen. Zum Schluss den Rucola dazugeben. Mit dem Kürbiskernöl und den Gewürzen abschmecken und direkt servieren.

Nach Belieben noch etwas Parmesan darüber streuen.

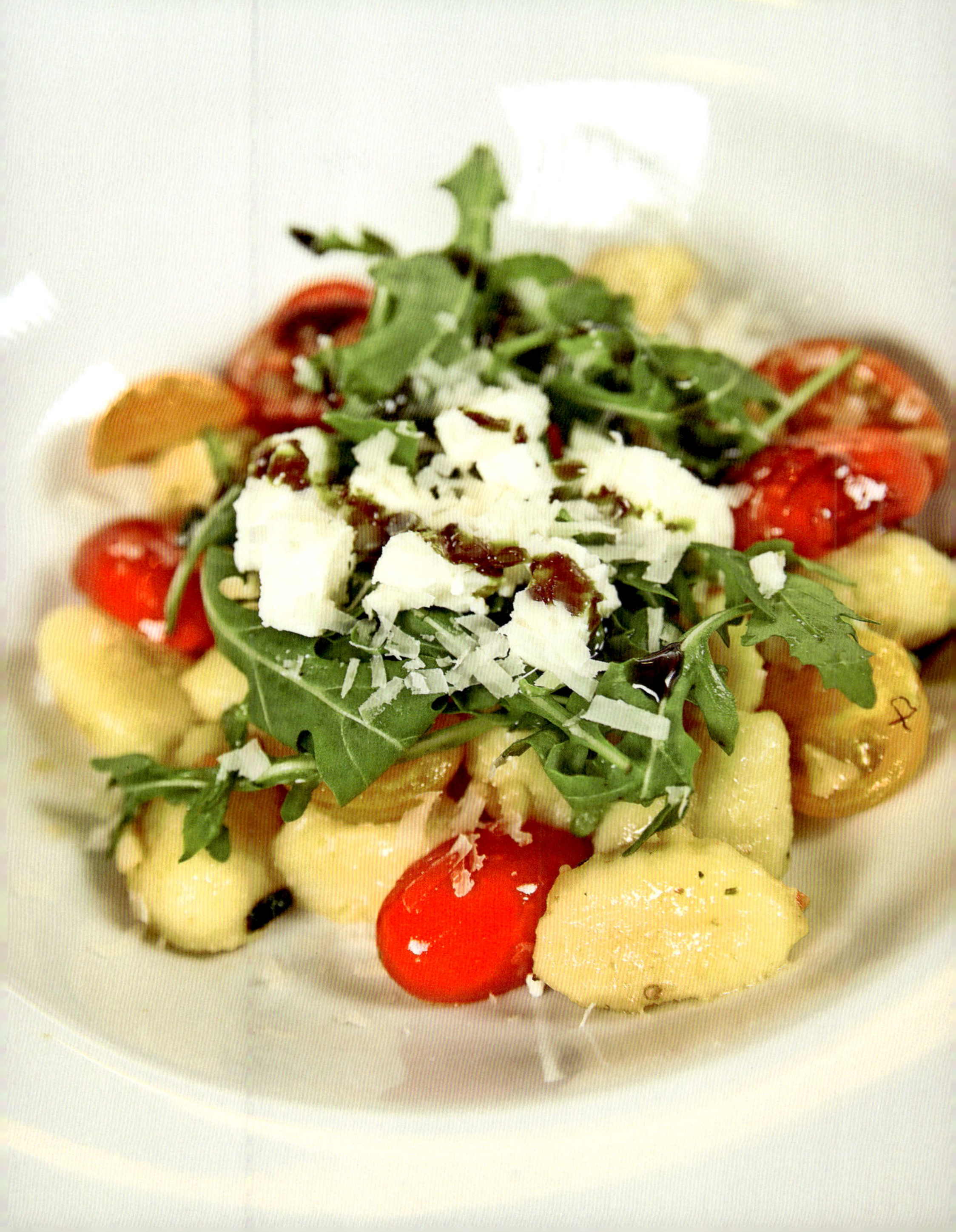

Scharfes Rindercurry mit Kichererbsen

Zutaten für 1 Portion

- 1 Schalotte
- 1 kleine Knoblauchzehe
- 1 kleine Chilischote
- 1 EL Rapsöl
- 1 EL Currypaste
- 100 g Rinderhackfleisch
- ca. 100 g Kichererbsen, Dose
- ca. 400 g Tomaten, stückig, Dose
- ca. 50 ml Gemüsebrühe ohne Zusatzstoffe
- Salz, Pfeffer

Zubereitung

Schalotte, Knoblauch und Chili (Kerne entfernen) reinigen, klein würfeln. Das Öl in einem Topf mit großem Durchmesser erhitzen. Schalotten, Knoblauch, Chili, etwas Currypaste kurz anbraten, dann sofort das Hackfleisch dazugeben und mitbraten.

Die stückigen Tomaten, Kichererbsen (abtropfen lassen) und Brühe vorbereiten. Wenn das Hackfleisch im Topf nach ca. 4 Minuten angebraten ist, Tomaten, Kichererbsen und die Brühe in den Topf zum Hackfleisch geben.

Ca. 4 Minuten bei mittlerer Hitze garen und mit Salz und Pfeffer abschmecken.

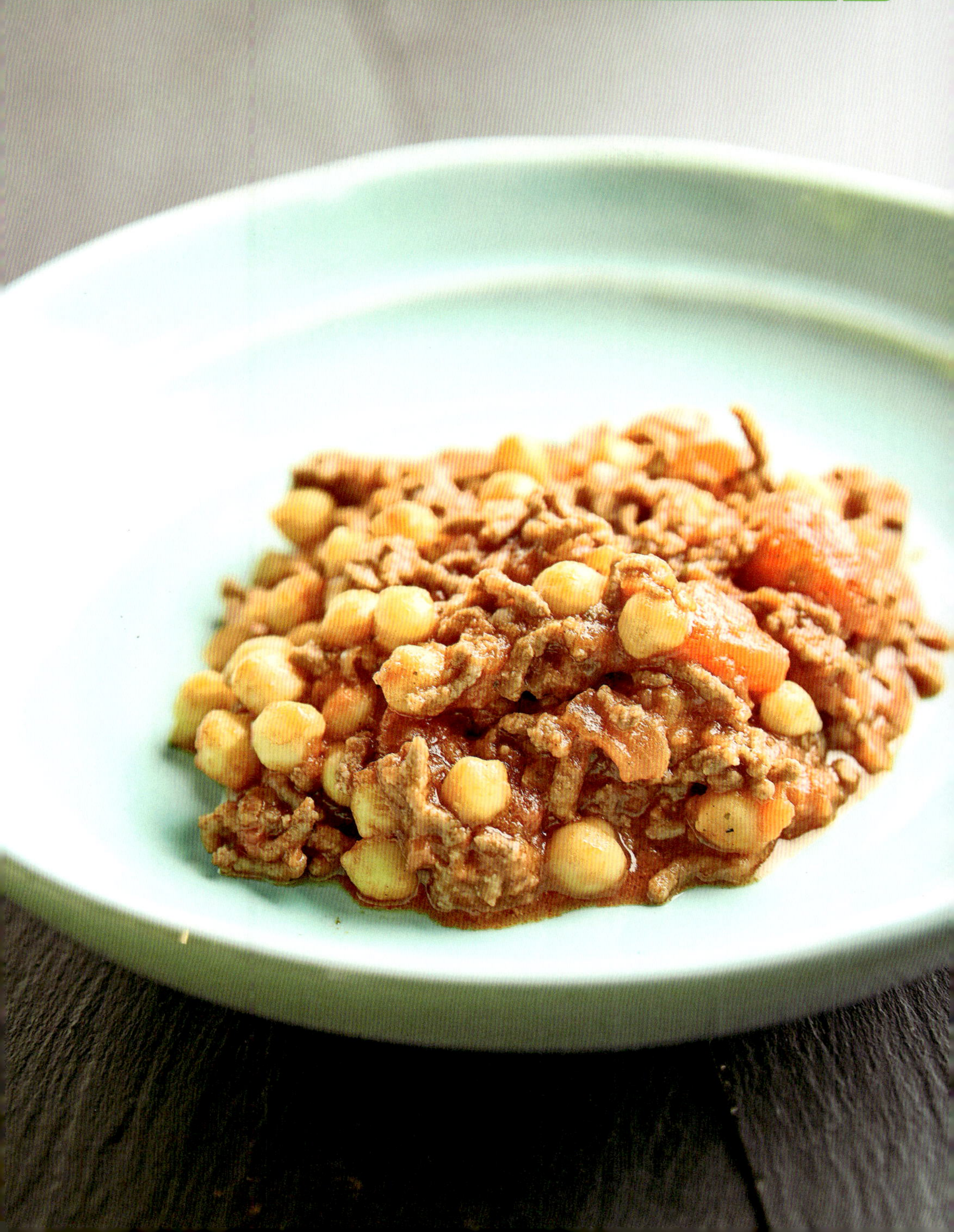

Vegetarische Bauernpfanne

Meal Prep: Menge einfach verdoppeln!

Zutaten für 1 Portion

- 140 g Kartoffeln, vorwiegend festkochend
- 200 g gemischtes Gemüse, z. B. Lauch, Paprika, Pilze
- 1 Handvoll frische Kräuter
- 30 ml Gemüsebrühe ohne Zusatzstoffe
- 40 g Schmand
- Muskat
- Paprikapulver
- Salz, Pfeffer
- 1 kleine Zwiebel
- 1 EL Rapsöl
- 25 g Zuckermais, Dose
- 25 g Kidneybohnen, Dose

Zubereitung

Die Kartoffeln schälen und kochen. Gemüse putzen und in ca. 2 cm große Stücke bzw. Ringe schneiden. Solange die Kartoffeln noch kochen, die frischen Kräuter waschen und klein hacken.

Die Gemüsenbrühe mit dem Schmand, den frischen Kräutern und den Gewürzen vermischen. Wenn die Kartoffeln fertig sind, in ca. 1 cm dicke Scheiben schneiden und kurz abkühlen lassen.

Die Zwiebel in Würfel schneiden. Das Rapsöl in einem Topf erhitzen und die Zwiebel glasig dünsten. Das komplette Gemüse (inklusive Mais und Kidneybohnen aus der Dose) in den Topf zu den glasigen Zwiebeln geben. Ca. 3 Minuten anschwitzen und dann die Kartoffeln vorsichtig unterheben. Die Gemüsebrühe-Schmand-Kräutermischung zugießen. Kurz aufkochen lassen und servieren.

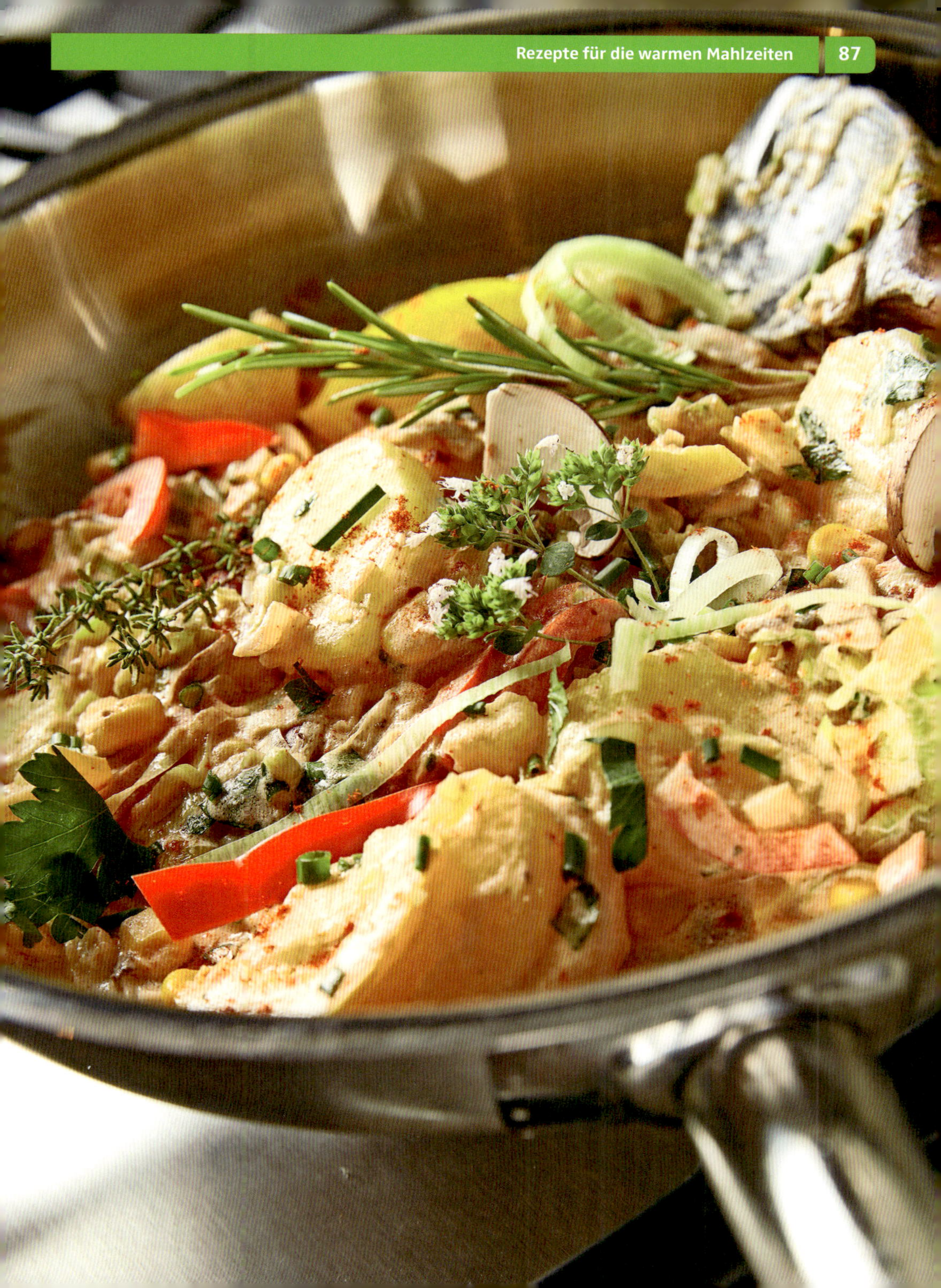

Farfalle mit Schafskäse und Paprika

Meal Prep: Menge einfach verdoppeln!

Zutaten für 1 Portion

- 10 g Pinienkerne
- 1 kleine rote Paprika
- 1 kleine gelbe Paprika
- 1 kleine Zucchini
- 1 Knoblauchzehe
- 1 Handvoll Petersilie
- 100 g Farfalle
- 50 g Schafskäse
- 1 EL Olivenöl
- 2 EL Balsamico
- Salz
- 50 ml Gemüsebrühe ohne Zusatzstoffe

Zubereitung

Pinienkerne in einer Pfanne ohne Öl rösten. Paprika entkernen und in Streifen schneiden. Zucchini reinigen und würfeln. Knoblauch schälen und sehr fein schneiden. Petersilie grob hacken.

Farfalle nach Packungsanweisung al dente kochen. Den Schafskäse in Stücke schneiden.

Olivenöl in einer neuen Pfanne erhitzen, darin Paprika, Zucchini und Knoblauch anbraten. Mit Balsamico ablöschen und mit Salz abschmecken. Die fertig gekochten Nudeln kurz mit Paprika, Zucchini und Knoblauch in der Pfanne schwenken. Gemüsebrühe hinzufügen und weiter schwenken.

Schafskäse, Pinienkerne und Petersilie mit den Nudeln vermengen und dann servieren.

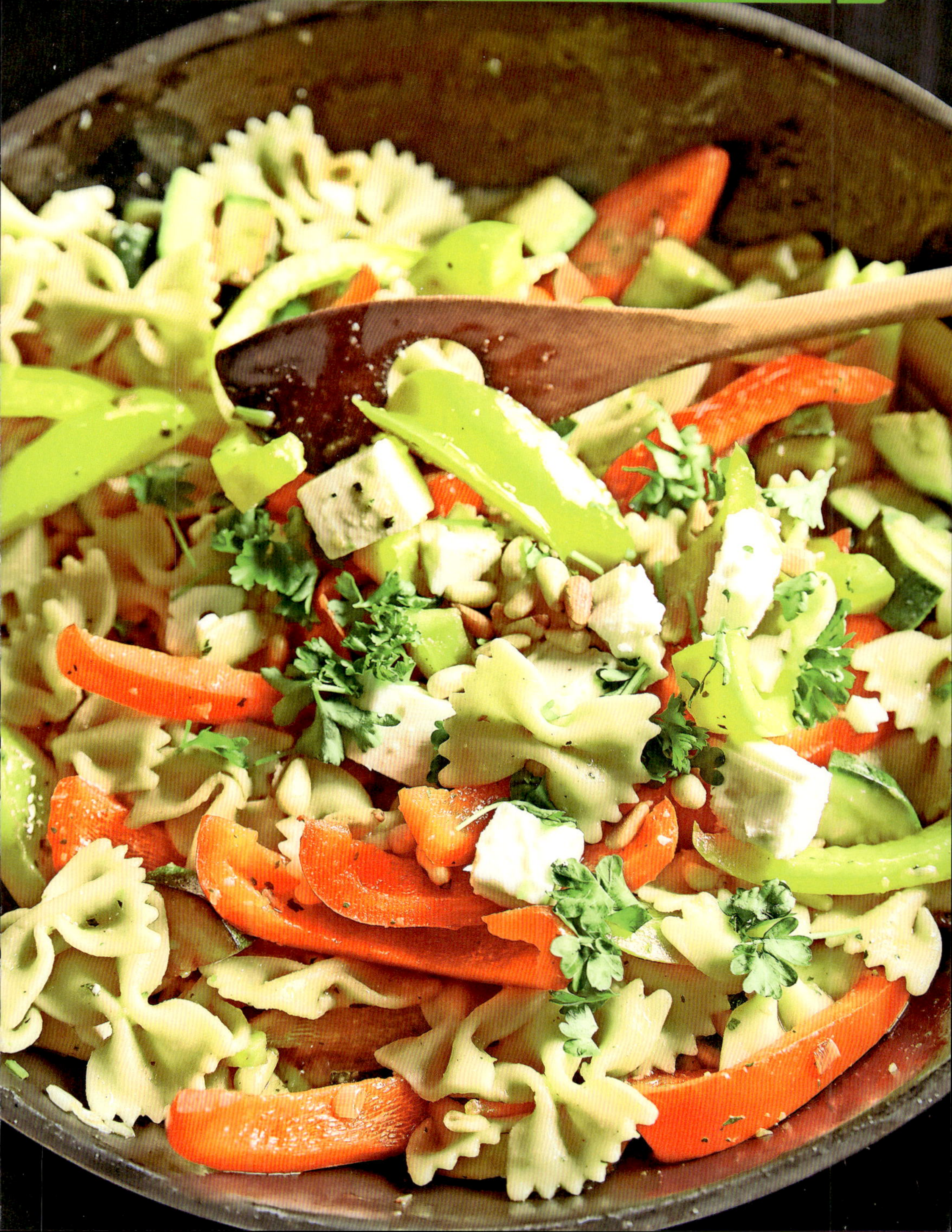

Warenkorb 1 für Herbst und Winter

7615 kcal gesamt (rund 1500 kcal täglich)

Gemüse:

100 g Süßkartoffeln *90 kcal*
550 g Kartoffeln *390 kcal*
¼ Stange Lauch *20 kcal*
400 g Karotten *150 kcal*
200 g Weißkohl *50 kcal*
125 g Tiefkühl-Spinat *30 kcal*
1 Hokkaido-Kürbis *400 kcal*
75 g Feldsalat *15 kcal*

Obst:

1 Äpfel *90 kcal*
1 Birnen *80 kcal*
200 g Pflaumen *90 kcal*

Teigwaren, Brot, Getreide:

300 g Vollkornbrot *640 kcal*
3 Mischbrötchen *390 kcal*
75 g Risottoreis *260 kcal*
100 g Penne *360 kcal*
50 g Haferflocken *180 kcal*

Hülsenfrüchte, Nüsse:

75 g rote Linsen *240 kcal*
50 g Tofu *60 kcal*
80 g Walnüsse *590 kcal*

Milchprodukte:
25 g Parmesan *100 kcal*
25 g Emmentaler *100 kcal*
100 g Schafskäse *230 kcal*
100 g Frischkäse *270 kcal*
1 Körniger Frischkäse (200 g) *200 kcal*
250 g Quark, 20 % Fett i. Tr. *240 kcal*
500 g Joghurt, 3,8 % Fett *380 kcal*
50 g Butter *370 kcal*

Sonstiges:
4 Eier *340 kcal*
50 g Kasseler *50 kcal*
100 g Räucherlachs *200 kcal*
3 EL Rapsöl *370 kcal*
4 EL Olivenöl *500 kcal*
50 g Marmelade *140 kcal*

Kalorisch zu vernachlässigen kommen hinzu:
Schalotten, Zwiebeln
Tomatenmark
Currypaste
Currypulver
Knoblauch
Muskat, Lorbeerblatt, Nelke
Petersilie, Thymian, Schnittlauch, Basilikum, Majoran
Salz, Pfeffer
Gemüsebrühe

REZEPTE FÜR DIE WARMEN MAHLZEITEN

Linsen-Batate-Cremesuppe mit Tofu

Meal Prep: Menge einfach verdoppeln!

Zutaten für 1 Portion

- 50 g Tofu
- Currypaste nach Belieben
- 1 Schalotte
- 1 Knoblauchzehe
- 100 g Süßkartoffeln
- 1 EL Rapsöl
- 50 g rote Linsen
- 0,6 Liter Wasser
- 1 Lorbeerblatt
- 1 Nelke
- 1 Prise Majoran
- 1 Handvoll frische Petersilie
- 1 EL Rapsöl
- Salz, Pfeffer

Zubereitung

Tofu in sehr dünne Scheiben schneiden und mit der Currypaste marinieren (am besten über Nacht im Kühlschrank!).

Schalotte und den Knoblauch reinigen, schälen und in feine Ringe schneiden. Süßkartoffeln reinigen, schälen und sehr fein würfeln. Die Schalottenringe in Öl (hoher Kochtopf) glasig dünsten, dann die Süßkartoffelwürfel und die Linsen kurz mitbraten. Lorbeer, Nelke und 0,6 Liter Wasser in den Topf geben, 25 Minuten zugedeckt bei mittlerer Hitze kochen.

Währenddessen die Kräuter reinigen und hacken. Die Tofustreifen in einer Pfanne mit 1 EL Öl anbraten.

Lorbeer und Nelke aus der Suppe nehmen und die Suppe pürieren. Kräuter in die Suppe geben, mit Salz und Pfeffer nach Belieben abschmecken.

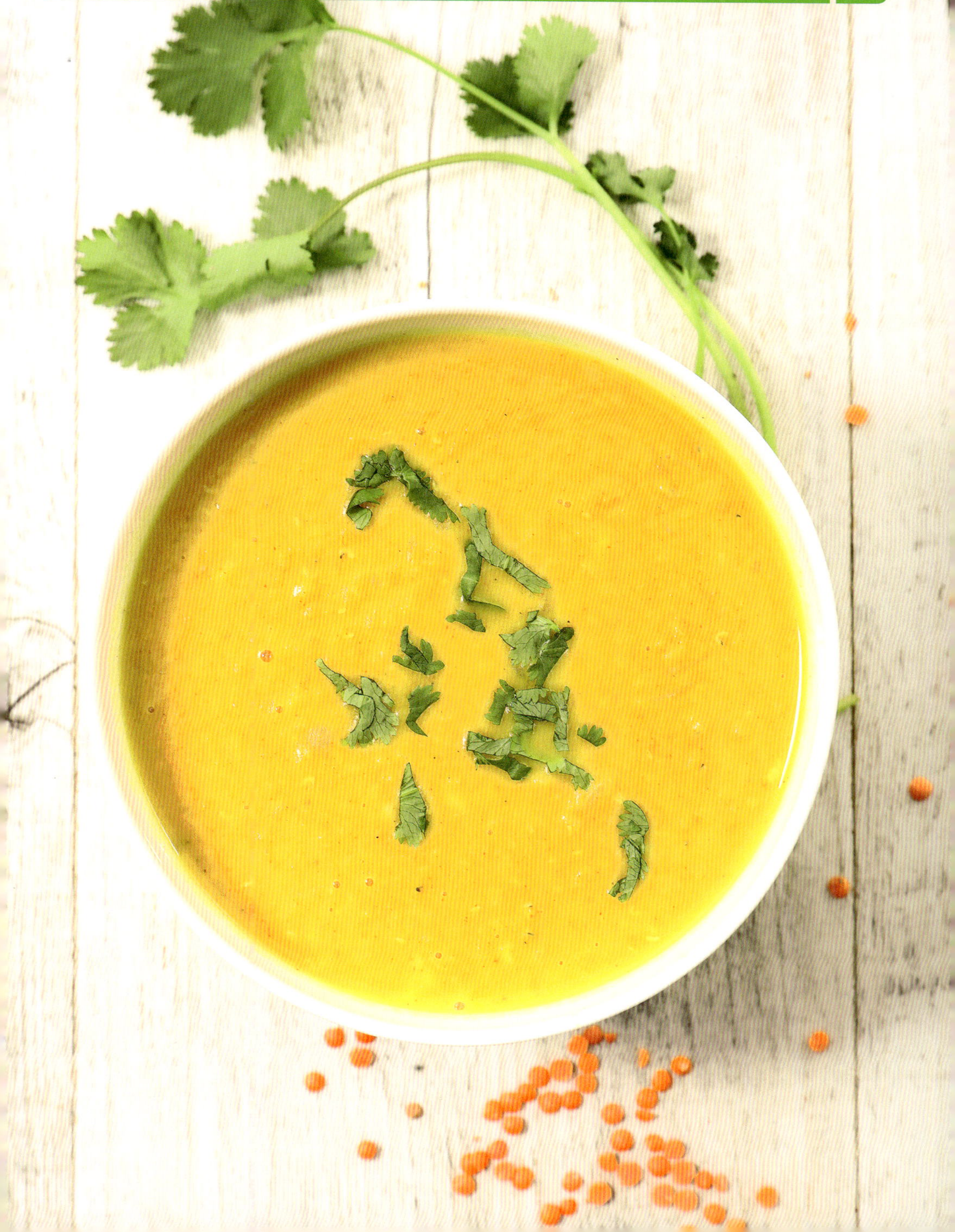

Weißkrautgemüse mit Penne und Emmentaler

Zutaten für 1 Portion

- 100 g Penne
- 2 Schalotten
- 1 Knoblauchzehe
- 200 g Weißkraut
- 1 Karotte
- 1 EL Rapsöl
- 1 EL Tomatenmark
- 50 g Frischkäse
- 1 TL Currypulver
- je 1 Prise Muskat und Majoran
- 100 ml Wasser
- 25 g Emmentaler
- Pfeffer, Salz

Zubereitung

Penne nach Packungsanleitung al dente kochen.

Währenddessen Schalotten und Knoblauch klein würfeln. Weißkraut und Karotte reinigen, Karotte in Ringe und das Weißkraut in feine Streifen schneiden.

1 EL Öl in einem Topf erhitzen. Schalotten, Knoblauch und 1 EL Tomatenmark kurz anbraten. Nach ca. 2 Minuten das Kraut und die Karotten dazugeben – mit dem Wasser immer etwas ablöschen, damit es nicht einbrennt. Ca. 5 Minuten dünsten. Dann Frischkäse, Currypulver, Majoran und etwas Muskat in den Topf geben. Bei mittlerer Hitze ca. 20 Minuten bei geschlossenem Topf dünsten.

Emmentaler reiben. Die Weißkrautgemüse mit Pfeffer und Salz abschmecken, eventuell nochmalig Curry und Majoran.

Penne mit dem Weißkrautgemüse mischen und mit Emmentaler bestreut servieren.

Gemüseragout mit roten Linsen

Meal Prep: Menge einfach verdoppeln!

Zutaten für 1 Portion

- 150 g gemischtes Saisongemüse, z. B. Karotte, Steckrübe, Pastinake
- 50 g Lauch
- 1 Zwiebel
- 1 Knoblauchzehe
- 1 EL Rapsöl
- 25 g rote Linsen
- 20 g Tomatenmark
- 150–200 ml Wasser
- 1 Handvoll Kräuter, z. B. Basilikum, Thymian, Petersilie
- Salz, Pfeffer

Zubereitung

Das Gemüse reinigen und würfeln. Den Lauch putzen und in feine Ringe schneiden. Die Zwiebel und Knoblauch in Würfel schneiden.

Das Öl in einem Topf erhitzen und die Zwiebel und den Knoblauch glasig dünsten, die Linsen dazugeben und kurz mitdünsten. Das Gemüse in den Topf geben und ca. 8 Minuten mitdünsten. Erst das Tomatenmark und dann das Wasser dazugeben und ca. 4 Minuten bei leichter Hitze weiter dünsten.

Währenddessen die frischen Kräuter fein hacken. Zum Schluss die frischen Kräuter unterheben und mit Pfeffer und Salz abschmecken.

Spinatrisotto

Meal Prep: Menge einfach verdoppeln!

Zutaten für 1 Portion

- 125 g TK-Spinat (ab März auch gern frisch!)
- 1 Schalotte
- 1 Knoblauchzehe
- 1 EL Olivenöl
- 75 g Risottoreis
- 300 ml Gemüsebrühe ohne Zusatzstoffe
- Salz, Pfeffer
- Muskat
- 10 g Butter
- 25 g Parmesan

Zubereitung

TK-Spinat auftauen lassen (eventuell am Vortag im Kühlschrank). Gemüsebrühe aufkochen und heiß halten.

Schalotten und Knoblauch reinigen und fein würfeln. Öl in einem Topf erhitzen und die Schalotten- und Knoblauchwürfel glasig dünsten. Die Reis dazugeben, 75 ml Gemüsebrühe zugießen und einkochen. Den Reis mit offenem Topf garen und die Gemüsebrühe (Rest 225 ml) im Zeitfenster von ca. 15 Minuten zugießen und einkochen lassen, bis der Reis cremig ist.

Spinat mit etwas Pfeffer, Salz und Muskat würzen und mit Butter und dem geriebenen Parmesan unter den Risottoreis heben. Kurz aufkochen und servieren.

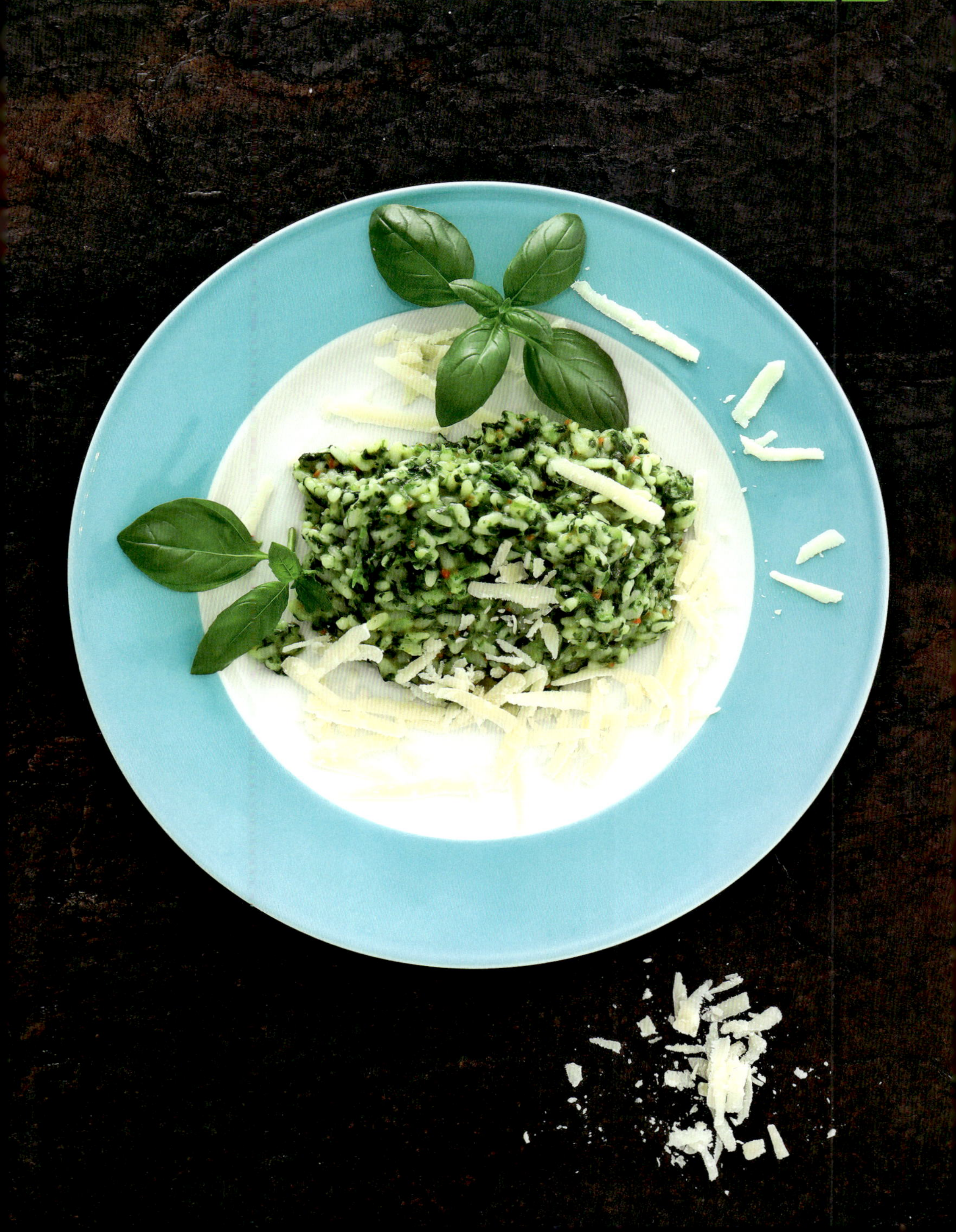

Warenkorb 2 für Herbst und Winter

9140 kcal gesamt (rund 1800 kcal täglich)

Gemüse:

350 g Kartoffeln *250 kcal*
1 Lauch *60 kcal*
1 kleiner Wirsing *150 kcal*
300 g Karotten *110 kcal*
200 g Chinakohl *30 kcal*
250 g Steckrübe *70 kcal*
150 g Feldsalat *30 kcal*
1 Bund Suppengemüse *80 kcal*
1 kleine Dose Sauerkraut (Abtropfgewicht ca. 150 g) *35 kcal*

Obst:

3 Äpfel *270 kcal*
1 Birne *80 kcal*
2 Bananen *220 kcal*
2 Orangen *130 kcal*
2 Kiwi *110 kcal*

Teigwaren, Brot, Getreide:

225 g Vollkornbrot *480 kcal*
4 Vollkornbrötchen *530 kcal*
2 Mischbrötchen *260 kcal*
100 g Dinkelmehl Type 630 *340 kcal*
25 g Suppennudeln *90 kcal*
180 g Haferflocken *640 kcal*
15 g Grieß *50 kcal*

Nüsse:

60 g Walnüsse *440 kcal*

Milchprodukte:

80 g Parmesan *300 kcal*
300 g Frischkäse *800 kcal*
650 g Quark, 20 % Fett i. Tr. *630 kcal*
750 g Joghurt, 3,8 % Fett *600 kcal*

Sonstiges:

3 Eier *260 kcal*
100 g Räucherlachs *200 kcal*
100 g gekochter Schinken *110 kcal*
3 EL Rapsöl *370 kcal*
4 EL Olivenöl *500 kcal*
2 EL Walnussöl *270 kcal*
40 g Butter *300 kcal*
10 g Zucker *40 kcal*
25 g Tahin *165 kcal*
50 g Marmelade *140 kcal*

Kalorisch zu vernachlässigen kommen hinzu:

Schalotten, Zwiebeln, Knoblauch
Tomatenmark
Ajvar
Koriander
Paprikapulver mild und scharf
Petersilie, Thymian, Schnittlauch, Basilikum, Majoran
Salz, Pfeffer
1 Messerspitze Backpulver
1 Biozitrone
Gemüsebrühe

REZEPTE FÜR DIE WARMEN MAHLZEITEN

Minestrone

Meal Prep: Menge einfach verdoppeln!

Zutaten für 1 Portion

- 100 g Lauch
- 2 Karotten
- 75 g Sellerie
- 100 g Wirsing
- 1 kleine Zwiebel
- 1 EL Rapsöl
- 200 ml Gemüsebrühe ohne Zusatzstoffe
- 1 EL Tomatenmark
- Salz, Pfeffer
- 25 g Suppennudeln
- 10 g Parmesan

Zubereitung

Das Gemüse putzen, waschen und klein schneiden. Die klein geschnittene Zwiebel in Öl andünsten, kleingewürfeltes Gemüse dazugeben und weiterdünsten. Gemüsebrühe dazugeben. Tomatenmark und Gewürze dazugeben und gut abschmecken.

Die Nudeln ca. 7 Minuten zur Minestrone geben und mit geriebenem Käse servieren.

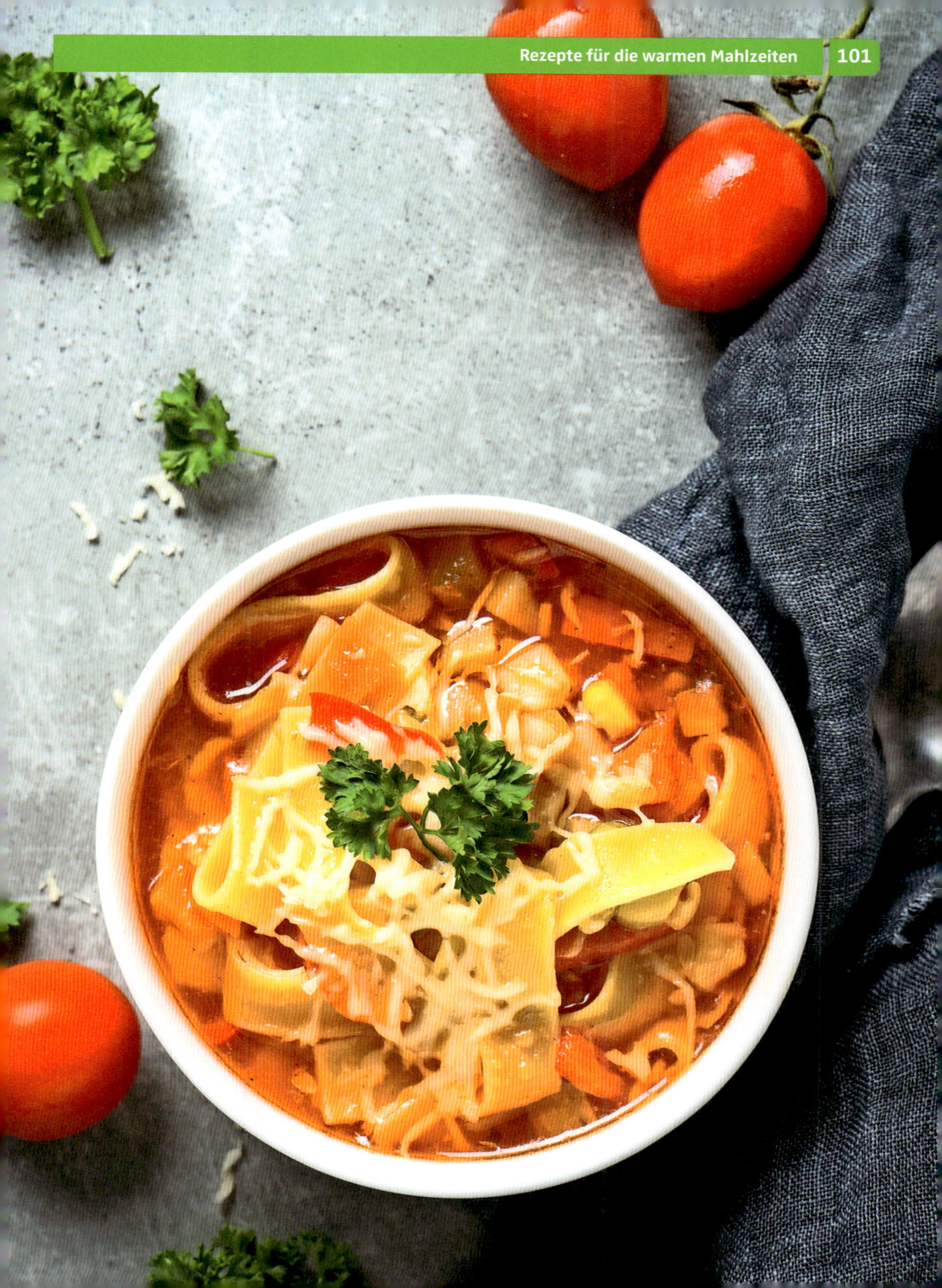

Apfelquarkauflauf

Meal Prep: Menge einfach verdoppeln!

Zutaten für 1 Portion

- 1 Ei
- 150 g Apfel
- 10 g Zucker
- 10 g Butter
- 30 g Grieß
- 150 g Quark
- 1 Messerspitze Backpulver
- 1 TL Bio-Zitronenschale

Zubereitung

Backofen auf 180 °C vorheizen.

Ei trennen. Äpfel waschen und in sehr kleine Würfel schneiden. Eigelb mit Zucker und Butter schaumig rühren. Grieß, Quark, Backpulver und abgeriebene Zitronenschale dazugeben und alles gut verrühren. Eiweiß steif schlagen. Apfelwürfel und Eiweiß locker unterheben.

Masse in eine etwas gefettete, feuerfeste Auflaufform füllen und ca. 30 Minuten backen. Anschließend aus dem Ofen nehmen, ein paar Minuten ruhen lassen und dann servieren.

Wintereintopf

Meal Prep: Menge einfach verdoppeln!

Zutaten für 1 Portion

- 1 kleine Zwiebel
- 150 g Lauch
- 1 EL Rapsöl
- 1 EL mildes Paprikapulver
- 1 EL scharfes Paprikapulver
- 200 ml Gemüsebrühe ohne Zusatzstoffe
- 150 g Sauerkraut
- Salz, Pfeffer
- 1 Handvoll Schnittlauch
- 50 g Frischkäse
- 1 TL Zitronensaft
- 2 EL Ajvar

Zubereitung

Zwiebel pellen, halbieren, in dünne Scheiben schneiden. Lauch putzen, waschen und in feine Ringe schneiden. Beides in heißem Öl glasig dünsten. Beide Paprikapulver darüberstreuen und kurz anschwitzen.

Die Zwiebeln mit Brühe auffüllen. Sauerkraut und Ajvar unterrühren, mit Salz und Pfeffer würzen und zugedeckt bei milder Hitze 15 Minuten garen.

Schnittlauch in Röllchen schneiden und mit dem Frischkäse, Salz, Pfeffer und Zitronensaft verrühren.

Den Eintopf eventuell nachwürzen und den Schnittlauch-Frischkäse unterheben. Fertig!

Wraps mit Joghurtsauce

Zutaten für 1 Portion

Für die Wraps

100 g Dinkelmehl Type 630

1 Prise Salz

1 EL Rapsöl

50 ml Wasser

Für die Füllung

200 g Joghurt

25 g Tahin

½ Bio-Zitrone

1 kleine Knoblauchzehe

½ TL gemahlener Koriander

Salz

Zubereitung

Dinkelmehl, Salz und Öl in eine Schüssel geben und 50 ml Wasser nach und nach dazugeben, zu einem Teig verkneten. Der Teig soll weich und gut knetbar sein. Teig in der Rührschüssel abgedeckt ca. 15 Minuten ruhen lassen.

Nach der Ruhezeit den Teig in drei Teile trennen und auf einer bemehlten Fläche die Teigteile zu dünnen Fladen ausrollen. Die Fladen in einer beschichteten Pfanne ohne Fett von beiden Seiten kurz backen und in einem feuchten Tuch eingewickelt abkühlen lassen.

Für die Füllung alle Zutaten miteinander vermischen.

WOCHENPLÄNE

Hier habe ich noch ein weiteres Angebot für Sie, das Ihnen helfen kann, Ihre gesunde Ernährung umzusetzen. Ich habe zwei beispielhafte Wochenpläne erstellt, in denen die Zutaten und Rezepte aus den Warenkörben sinnvoll kombiniert werden. Probieren Sie es aus, lassen Sie sich anregen.

In jedem Fall ist es hilfreich, sich am Anfang der Woche bzw. am Wochenende einen Plan für die Mahlzeiten der kommenden Woche zu machen. Dann müssen Sie nicht jeden Tag neu entscheiden, sondern brauchen nur Ihrem Plan zu folgen. Natürlich können Sie die Tage der Beispielpläne nach Belieben tauschen bzw. die Mahlzeiten anders kombinieren. Oder Sie verdoppeln einfach die Zutaten und kochen für das nächste Mittagessen vor – so, wie ich es für die Wochenpläne gemacht habe!

Wochenpläne online erstellen

Wochenpläne können Sie übrigens auch online erstellen, googeln Sie dazu einfach einmal „Kochplaner“ oder „Wochenpläne Essen“. Bei einigen Anbietern können Sie sich ein Profil anlegen, eigene Rezepte eingeben und persönlichen Vorlieben einstellen. Mögen Sie beispielsweise keine Meeresfrüchte oder reagieren Sie allergisch auf Karotten, wird das bei den Rezeptvorschlägen berücksichtigt. Anschließend können Sie den Wochenplan inklusive Rezepten und automatisch erstellter Einkaufsliste ausdrucken. Weitere Vorteile von Wochenplänen: Es kommt automatisch mehr Vielfalt in Ihre Küche! Und durch einen cleveren Mix aus Rezepten, Vorkochen von Speisen, aber auch durch Großeinkäufe und den Verzicht auf Fertiggerichte können Sie nicht nur Zeit, sondern auch Geld sparen.

Wochenplan für Warenkorb 1, Frühling und Sommer, 1500 Kalorien

WOCHENTAG	FRÜHSTÜCK	MITTAGESSEN	ABENDESSEN
Montag	75 g Haferflocken + ca. 160 g Joghurt + 1 Banane + 300 g Erdbeeren	300 g Kartoffeln + 300 g Spinat + 50 g saure Sahne + 1 Spiegelei + 2 EL Olivenöl	**Reis mit Rucola und Zuckerschoten** (S. 74)
Dienstag	250 g Magerquark + 1 Banane + 250 g Himbeeren	**Reis mit Rucola und Zuckerschoten** (S. 74) oder 100 g Vollkornbrot + 200 g körniger Frischkäse + 200 g Radieschen	**Mediterraner Spargelsalat mit frischen Erdbeeren** (S. 75)
Mittwoch	50 g Haferflocken + 150 g Joghurt + 1 Banane + 300 g Erdbeeren	100 g Vollkornbrot + 50 g Parmesan + 200 g Karotten + Rest Tomaten	**Grün-Weißes Spargelragout mit Bandnudeln** (S. 76)
Donnerstag	250 g Magerquark + 1 Banane + 300 g Erdbeeren	100 g Vollkornbrot + 100 g Räucherlachs + 300 g Spargel	**Portugiesische Spinat-Tortilla** (S. 77)
Freitag	75 g Haferflocken + ca. 160 g Joghurt + 1 Banane + 250 g Himbeeren	100 g Vollkornbrot + 100 g Schafskäse + 200 g Karotten + Rest Kohlrabi	**Veganes Curry** (S. 78)

Wochenplan für Warenkorb 2, Frühling und Sommer, 1800 Kalorien

WOCHENTAG	FRÜHSTÜCK	MITTAGESSEN	ABENDESSEN
Montag	80 g Vollkornbrötchen + 35 g Vollkornbrot + 10 Butter + 50 g Emmentaler + 150 g Tomaten	300 g Kartoffeln + 300 g Kohlrabi + 60 g Schmand + 1 Spiegelei + 20 ml Rapsöl	**Gnocchi mit Rucola** (S. 82)
Dienstag	200 g Joghurt + 100 g Erdbeeren + 30 g Walnüsse + 35 g Vollkornbrot + 5 g Butter + 1 Spiegelei	100 g Vollkornbrot + 100 g Schafskäse + 200 g Karotten	**Scharfes Rinder-curry mit Kicher-erbsen** (S. 84)
Mittwoch	250 g Quark + 1 Banane + 250 g Brombeeren	125 g Mozzarella + 300 g Tomaten + 2 Vollkornbrötchen	**Vegetarische Bauernpfanne** (S. 86)
Donnerstag	80 g Mischbrötchen + 35 g Vollkornbrot + 15 g Butter + 50 g Marmelade	**Vegetarische Bauernpfanne** (S. 86) oder 120 g Vollkornbrot + 60 g Parmesan + 250 g Gurke	**Farfalle mit Schafskäse und Paprika** (S. 88)
Freitag	250 g Joghurt + 200 g Pflaumen + 30 g Walnüsse	**Farfalle mit Schafskäse und Paprika** (S. 88) oder 100 g Vollkornbrot + 100 g Räucherlachs + 200 g Zucchini + 1 EL Olivenöl + 30 g Walnüsse	80 g Mischbrötchen + 30 g Vollkornbrot + 15 g Butter + 100 g Schafskäse

Wochenplan für Warenkorb 1, Herbst und Winter, 1500 Kalorien

WOCHENTAG	FRÜHSTÜCK	MITTAGESSEN	ABENDESSEN
Montag	50 g Haferflocken + 200 g Joghurt + 20 g Marmelade + 50 g Walnüsse	100 g Vollkornbrot + 100 g Räucherlachs + 75 g Feldsalat + 30 g Walnüsse + 1 EL Olivenöl	**Linsen-Batate-Cremesuppe** (S. 92)
Dienstag	200 g Joghurt + 1 Apfel + 35 g Vollkornbrot + 5 g Butter + 1 Spiegelei	**Linsen-Batate-Cremesuppe** (S. 92) oder 35 g Vollkornbrot + Kürbiscremesuppe (aus 250 g Kürbis) + 50 g Frischkäse	**Weißkrautgemüse mit Penne und Emmentaler** (S. 94)
Mittwoch	80 g Mischbrötchen + 10 g Butter + 30 g Marmelade	100 g Vollkornbrot + 200 g körniger Frischkäse + 200 g Karotten	**Gemüseragout mit roten Linsen** (S. 95)
Donnerstag	200 g Quark + 200 g Pflaumen + 1 Birne	**Gemüseragout mit roten Linsen** (S. 95) oder 1 Omelette aus 3 Eiern + 150 g fein geraspelter Kürbis	**Spinatrisotto** (S. 96)
Freitag	80 g Mischbrötchen + 10 g Butter + 50 g Kasseler	**Spinatrisotto** (S. 96) oder 300 g Ofenkartoffeln + 1 EL Olivenöl + 100 g Joghurt + 100 g Quark	80 g Mischbrötchen + 35 g Vollkornbrot + 15 g Butter + 100 g Schafskäse + 250 g Kürbisgemüse

Wochenplan für Warenkorb 2, Herbst und Winter, 1800 Kalorien

WOCHENTAG	FRÜHSTÜCK	MITTAGESSEN	ABENDESSEN
Montag	90 g Haferflocken + 200 g Joghurt + 1 Banane + 1 Apfel	120 g Vollkornbrot + 70 g Parmesan + 75 g Feldsalat + 30 g Walnüsse + 1 EL Olivenöl	**Minestrone** (S. 100)
Dienstag	250 g Quark 20 % Fett i. Tr. + 1 Banane + 1 Orange	**Minestrone** (S. 100)	**Apfelquarkauflauf** (S. 102)
Mittwoch	80 g Mischbrötchen + 35 g Vollkornbrot + 15 g Butter + 50 g Marmelade	**Apfelquarkauflauf** (S. 102) **oder** 2 Vollkornbrötchen + 100 g Räucherlachs + 200 g Chinakohl geschnitten + 2 EL Olivenöl	**Wintereintopf** (S. 103)
Donnerstag	90 g Haferflocken + 200 g Joghurt + 2 Kiwi + 1 Birne	**Wintereintopf** (S. 103) oder 350 g Kartoffeln + 250 g Quark 20 % Fett i. Tr. + 2 EL Walnussöl	80 g Mischbrötchen + 35 g Vollkornbrot + 15 g Butter + 100 g Schafskäse + 75 g Feldsalat + 30 g Walnüsse + 1 EL Olivenöl
Freitag	2 Spiegeleier + 35 g Vollkornbrot + 150 g Joghurt + 1 Orange	2 Vollkornbrötchen + 100 g gekochter Schinken + 250 g gedünstete Steckrübe + 50 g Frischkäse	**Wraps mit** **Joghurtsauce** (S. 104)

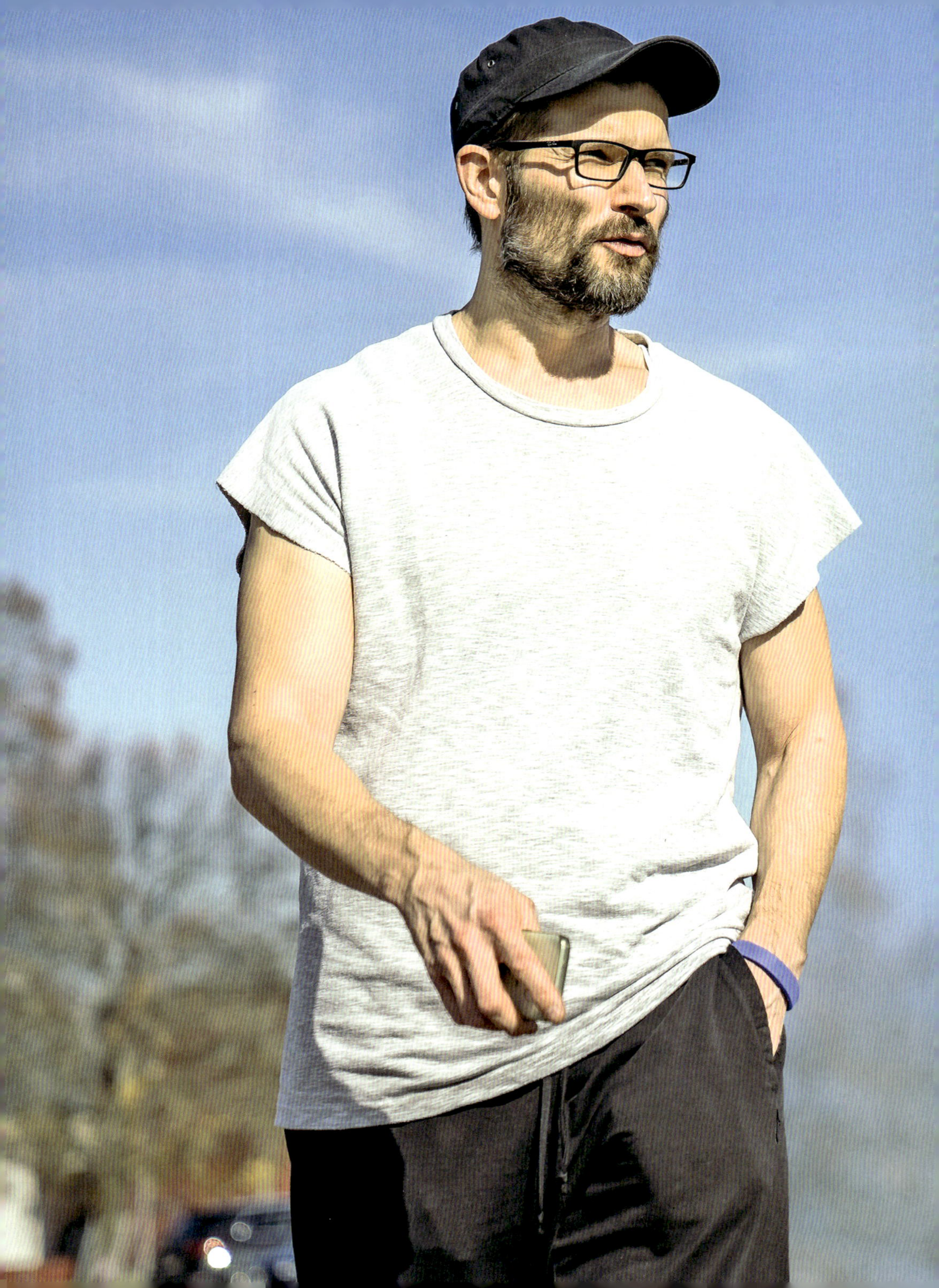

ACHT MENSCHEN, DIE ES GESCHAFFT HABEN

Ein Patient kommt zu mir, schildert mir seine Situation. Erzählt mir seine Geschichten vom Wechselspiel aus Erfolg und Rückschlägen. Ich nehme diese Geschichten und entwickle daraus einen Plan, wie er mit meiner Hilfe sein Wohlfühlgewicht erreichen kann. Diesen Plan halte ich auf einem weißen Blatt Papier fest . . .

Nach Monaten kommt der Patient wieder und erzählt mir eine andere Geschichte. Wie er mit dem Plan umgegangen ist, was super geklappt hat und wo er Rückschläge erlitten hat. Für die Momente, wenn er von seinem Erfolg erzählt, wie er gesehen hat, dass er es diesmal schaffen kann, lebt ein Diätassistent: Wenn er es wirklich geschafft hat, das Leben eines Menschen zum Positiven zu verändern.

Für mich ist es wichtig, Sie an diesen Geschichten teilhaben zu lassen, damit Sie verstehen, dass es Hoffnung gibt, für jeden. Darum habe ich gemeinsam mit meinem Co-Autor Benjamin Breitmaier über einen Zeitraum von mehreren Wochen Patienten von mir in ihrem Zuhause besucht und ihre Erfolgsstory aufgeschrieben.

Uta Brenner: Viel Aufwand, viel Geld für nichts

Gertenschlank war die 1,62 Meter große Uta nie. Das war ihr auch nicht so wichtig, aber sie wollte mit ihrem Gewicht wieder dorthin, wo sie mit 20 war – irgendwo bei knapp 70 Kilogramm. Als Uta im August 2016 zu mir kam, war sie sehr weit weg von ihrem Ziel. In 20 Jahren Ernährungsberatung habe ich nur wenige Menschen getroffen, die so viele verschiedene Dinge ausprobiert hatten wie Uta Brenner. Trotzdem saß sie in meiner Praxis, wog mehr als 113 Kilogramm und wusste nicht weiter.

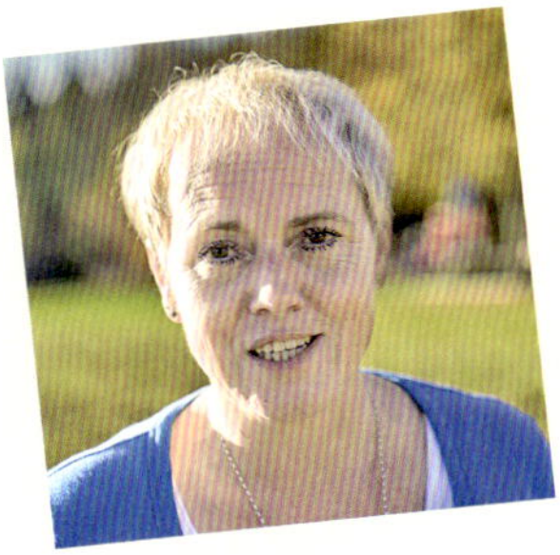

Als wir Uta Brenner gut ein Jahr später besuchen, ist sie eine andere. Sie wiegt knapp über 80 Kilogramm. 30 Kilo weniger.

Als Uta sieben Jahre alt war, nahm sich ihr Vater das Leben. Was ein Trauma wie dieses mit einem kleinen Mädchen macht, ist schwer vorstellbar. Eine der Auswirkungen zeigte sich in Utas Essverhalten, und so machte die kleine Uta noch vor ihrem 13. Lebensjahr zum ersten Mal eine Diät. Gemeinsam mit ihrer Mutter probierte sie aus, was in der „Brigitte“ stand. Das war 1979. Die Diät funktionierte relativ einfach: 1.000 Kalorien pro Tag, Frühstück mit 400 Kalorien, warme Mahlzeit 300 Kalorien, kalte Mahlzeit 300 Kalorien. Die Magazine der 1980er-Jahre waren voll mit den Versprechen der rasanten Gewichtsreduktion. Sie trafen auf offene Ohren, denn Supermodels wie Claudia Schiffer oder Cindy Crawford definierten ein neues Schönheitsideal. Aber 1.000 Kalorien am Tag sind Folter, mit der man seinen Körper malträtiert – allzu oft umsonst, da der Jo-Jo-Effekt bei so wenigen Kalorien gnadenlos zuschlägt.

Uta hatte mit der Brigitte-Diät zunächst Erfolg. Als sie mit 14 Jahren konfirmiert wurde, war sie wieder bedeutend schlanker. „Dick fühlte ich mich aber immer“, sagt sie heute. Ihre Mutter achtete auf die Ernährung des Töchterchens, gekocht wurde immer mit den Kalorienangaben im Hinterkopf. Schokolade musste aber manchmal sein. Trotzdem hielt Uta ihr Gewicht. 68 Kilo mit 14 Jahren, 68 Kilo mit 20, erst ab 30 ging es langsam aufwärts.

Ihren jetzigen Mann hat Uta mit 33 kennengelernt, ein Jahr später heirateten sie und Uta wurde schwanger. Mit der Raucherei war es vorbei, genauso wie mit dem bewussten Essen. Die Probleme mit ihrem Gewicht fingen an. Es wäre ein Fehler, das Kinderkriegen verantwortlich für eine langfristige Gewichtszunahme zu machen. Nicht das Kinderkriegen macht dick, zu viel Essen macht dick. Mit 36 freute sich Uta über ihre kleine Jana, aber weniger über die 90 Kilogramm, die sie mittlerweile wog. 25 Kilogramm Gewichtszunahme innerhalb von zwei Jahren. Schokoriegel und Pralinen in jeder Variante – Uta nahm sie, wie sie kamen. So konnte es nicht weitergehen.

Den ersten Aufschlag machten die Eiweißshakes. „Ich hab mir damals glaube ich mehr als 30 Eimer von dem Zeug besorgt.“ Das Problem an der Geschichte: Ein „Eimer“ kostet etwa 40 Euro. Die sogenannten Formula-Diäten – Slimfast, Almased, Herbalife etc. – funktionieren alle nach dem gleichen Prinzip: Einem bestimmten Plan folgend, werden Mahlzeiten durch ein Getränk ersetzt, für das Pulver mit einer Flüssigkeit angerührt wird. Utas Plan beinhaltete eine fünftägige Startphase zum „Entschlacken". Fünf Tage nichts außer Shakes. Bei bis zu fünf Shakes pro Tag ist danach schon der erste Eimer weg. Danach werden nur Frühstück und Abendessen durch die Shakes ersetzt. Uta war diszipliniert. In acht Wochen nahm sie 13 Kilogramm ab. Das muss man den Shakes lassen: Sie wirken schnell. Dafür wurden sie ursprünglich auch entwickelt. Die Formula-Diäten werden in der Medizin angewendet, wenn ein stark übergewichtiger Mensch – wir sprechen von einem BMI jenseits der 35 – schnell Gewicht verlieren muss. Jemand, der langfristig Gewicht reduzieren will, hat aber schlechte Karten, wenn er nur auf die Shakes setzt. Uta erging es nicht anders. „Die Shakes hingen mir irgendwann zum Hals raus", sagt sie. Nach der Diät folgte der Urlaub. Uta aß wieder normal. Die Shakes gehörten der Vergangenheit an. Mehr als 30 Eimer hatte sie bis dahin verbraucht – mehr als 1.000 Euro buchstäblich verpulvert. Denn es dauerte nicht lange, bis die Kilos zurückschlugen: 26 Kilogramm nahm sie zu, der Jo-Jo-Effekt in all seiner Grausamkeit. „Ich war wahnsinnig frustriert", sagt Uta an ihrem Esstisch in Egenhausen. Sie war 37 Jahre alt und wog wieder über 90 Kilogramm.

Daran konnte auch eine Mutter-Kind-Kur, bei der junge Mütter beim Abnehmen begleitet werden, nichts ändern. Zwei Jahre später – 2005 – startete Uta den nächsten Anlauf mit einer sogenannten Stoffwechselkur: Ein Fläschchen Zaubertrank, ein Ernährungsplan, Urinteststreifen, um den „Grad der Entschlackung" zu messen – ja so etwas gibt es –, dazu ein paar Rezepte und der Zugang zu einem Online-Informationsportal. Ziemlich schnell war Uta mehr als 100 Euro los. Das Gewicht ging tatsächlich runter, die Kur ging vorbei, das Gewicht ging wieder hoch.

2010, Uta war inzwischen 44. Dieses Mal sollten es die Weight Watchers richten. „Die Punktezählerei war stressig", erzählt sie. Uta fühlte sich nicht richtig wohl in ihrer Gruppe. Im Nachhinein lautet ihr Fazit: „Geldmacherei". 40 Menschen mit einem gemeinsamen Ziel, jeder von ihnen zahlt für das Programm 40 Euro im Monat. Eigene Riegel, Fertigprodukte, begleitende Bücher, alles mit Punktangabe zur schnellen Verwendung. Einfach ist das, billig ist es nicht. Utas Ergebnis nach einem dreiviertel Jahr bei den Weight Watchers: fünf Kilo weniger. Nach einem weiteren viertel Jahr waren sie wieder drauf. „Ich war gefrustet. Und wer will schon sein Leben lang Punkte zählen, was dazu noch viel Geld kostet."

Es war Zeit für etwas Neues, etwas Außergewöhnliches. „Du fährst runter", sagte die Frau im Institut für Hypnose. Uta saß da, Augen zu, versuchte sich zu entspannen. Eine grüne Wiese und Blumen sollte sie sich vorstellen. „Wenn du grünes und blaues Licht siehst, dann sind wir in der Hypnose drin." Ein Stoppschild sollte Uta sich vorstellen, jedes Mal, wenn sie Essen sieht. Die Logik: Wenn Uta zu viel isst, wird die Assoziation zum Stoppschild sie automatisch dazu bewegen, aufzuhören. So weit die Theorie. In der Praxis kostete die halbe Stunde mit der Hypno-Therapeutin stramme 269,90 Euro. Einen zweiten Besuch gab es gratis, nachdem die Wirkung nach dem ersten Besuch nicht eingetreten war. Eine Entspannungs-CD für knapp 25 Euro komplettierte das Paket. Fazit: Pustekuchen. Dasselbe Ergebnis hatte auch Utas kurze Begegnung mit einer Akupunktur-Therapie. Acht Sitzungen, dutzende Nadeln. Weniger Heißhunger, weniger Hungergefühl allgemein, so lautete das Versprechen.

Im Januar 2016 wurde es wirklich ernst. „Es war ein Tag nach Silvester, ich hatte es mir gerade auf dem Sofa gemütlich gemacht. Plötzlich wurde mein linker Arm taub und ich bekam unbeschreibliche Herzschmerzen. Mein Herz hat sich ‚verkrampft'. Ich hatte Todesangst. Die einzige Frage, die ich mir stellte, war, was meine Kinder ohne mich machen." Im Krankenhaus ergab der Ultraschall nichts, das EKG ließ auf eine Stressbelastung schließen. Seit Monaten hatte Uta auch aufgrund ihres Übergewichts Betablocker gegen ihren Bluthochdruck genommen. Als sie nun im Krankenhaus lag, wog die damals 49-Jährige 115 Kilogramm. „Ich stand vor einem Berg. Ich hatte regelrechte Panik davor, wieder hungern zu müssen“, sagt sie heute. Wie es weitergehen sollte? Das wusste keiner. Die Ärzte empfahlen ihr wieder eine Therapie mit Shakes. „Bitte nicht“, dachte Uta.

Ein paar Monate später, im Juni 2016, erzählte eine Bekannte ihr von mir. „Mal schauen, was der jetzt sagt“, dachte Uta vor unserem ersten Termin im August. Große Erwartungen hatte sie nicht mehr. Doch wir konnten gut miteinander. Ich machte ihr einen Ernährungsplan, der auch eine Stress-Box enthielt. Auf meinem weißen Blatt für sie standen auch zwei Schokoriegel, die sie so liebte. „Er lässt dir das, was du liebst, das ist genial!“, sagte sie zu ihrem Mann. Anfangs hatte sie noch alle Angaben auf dem Blatt genau gemessen. Das macht sie heute nicht mehr. „Irgendwann habe ich dann zu meinem Mann gesagt: ‚Ich glaube, das wird was‘“, erzählt sie. In den ersten zehn Wochen reduziert Uta ihr Gewicht auf 94 Kilogramm, stetig, Kilo für Kilo. Es gab Rückfälle, Weihnachten war eine schwere Zeit. Doch sie machte weiter. Begleitet wurde mein Ernährungsplan von einem leichten Sportprogramm. Zweimal die Woche Zumba, irgendwann begann sie mit dem Schwimmen, mit leichtem Nordic-Walking. Vier bis fünf Stunden Sport die Woche, mal mehr, mal weniger. Die Erfolge motivierten sie immer wieder. Im Oktober 2017 wog sie 83,6 Kilogramm. Seit 16 Jahren hatte sie dieses Gewicht nicht mehr erreicht, aber: „15 Kilogramm will ich noch.“

Wolfgang Müller: Wunschgewicht erreicht und gehalten

Wolfgang Müller fühlte sich nicht mehr wohl. Es war Herbst 2014 und er wog gut 94 Kilogramm, bei einer Körpergröße von 1,76 Metern. Sein BMI lag bei etwas über 29, nicht wirklich gefährlich, aber ein permanenter unangenehmer Begleiter. „Ich musste beim Schuhebinden die Luft anhalten." Das war kein Zustand mehr.

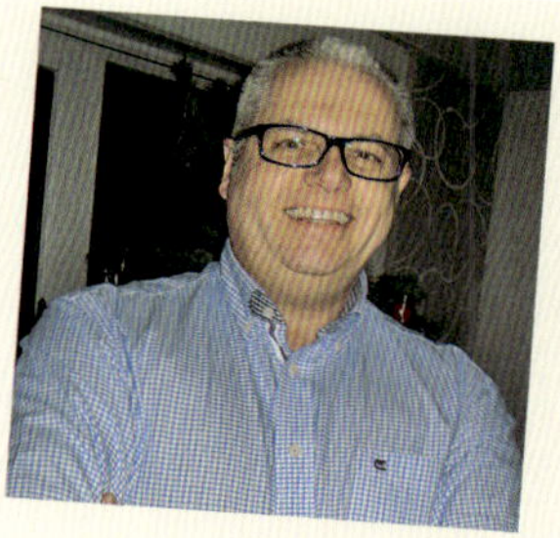

2014: 94 kg

Zum ersten Mal begegneten wir uns bei einer Abendveranstaltung im Kurhaus Freudenstadt. Ein wunderschöner Ort, wo wir 2012 eine unserer ersten AOK-Live-Kochshows veranstaltet hatten. Einige Jahr später sagt Wolfgang Müller: „Ich hatte einen wirklich guten, sympathischen und ehrlichen Eindruck von Herrn Bach, von der Art und Weise der Moderation und von dem an diesem Abend vermittelten Fachwissen rund um das Thema gesunde Ernährung." Wir sitzen in seinem gepflegten Garten, hier erzählt Wolfgang, wie er es geschafft hat, 20 Kilogramm abzunehmen und sein neues Gewicht über einen längeren Zeitraum zu halten.

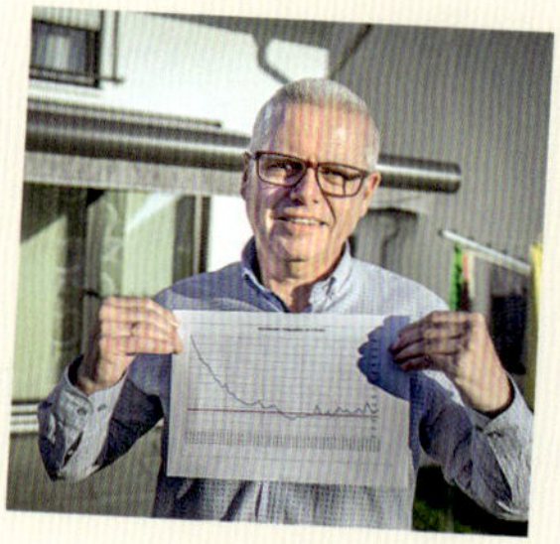

Heute: 76 kg

Am 17. September 2014 kam er in meine Praxis. Der adrett gekleidete Personalreferent erzählte davon, wie es Anfang 40 mit seinem Gewicht nach oben ging, erzählte von langen Arbeitstagen, von den Kindern, die das größte Glück der Welt, aber auch anspruchsvoll im Umgang seien. Da mussten nach einem spannenden Bundesligaspiel auch mal ein oder zwei Hefeweizen drin sein. Für Sport war oft kein Platz in seinem Alltag. „Ich habe schon versucht, einfach weniger zu essen, aber ich hatte nie so viel Durchhaltevermögen", erklärt er. Diäten hat er nie gemacht. Doch irgendwann, als Wolfgangs Blutwert leicht erhöht waren, merkte auch sein Hausarzt an, dass es an der Zeit wäre, gegenzusteuern. Der Arzt empfahl ihm, Gewicht zu reduzieren. Also kam Wolfgang Müller zu mir.

„Herr Bach hat mich erst mal nach meinen Gewohnheiten gefragt. Ich erklärte ihm, dass ich keine Lust darauf habe, Fettaugen zu zählen.“ Ich machte Wolfgang einen Ernährungsplan, ein weißes Blatt. Noch am gleichen Abend hat er sich zum Supermarkt aufgemacht. In seinem Einkaufswagen landete nur eine Packung Pumpernickel. Eine Scheibe davon sind etwa 75 Gramm, eine Hälfte davon gab es mit Käse, die andere Hälfte mit Marmelade und etwas Butter. So sah Wolfgang Müllers Frühstück nach meinem Ernährungsplan aus. Er beschränkte sich auf drei Mahlzeiten am Tag. Süßigkeiten waren für ihn nie ein Thema. „Ich gebe zu, am Anfang hab ich mich ziemlich umstellen müssen, aber ich habe mich recht schnell dran gewöhnt. Vor allem auch, weil es keine Verbote gab. Ich hatte nie ein Hungergefühl.“ Montag bis Freitag hielt er sich an den Plan, am Samstag genehmigte er sich auch mal eine Pizza. Sein Feierabendbier stellte er auf alkoholfrei um. Das hat je nach Biersorte oft weniger als die Hälfte der Kalorien eines normalen Bieres.

29. Oktober 2015, zweiter Termin. Von 94,3 war es runtergegangen auf 88,9 Kilogramm. Das war ein ordentlicher Erfolg. Zusätzlich zu seinem Ernährungsprogramm startete Wolfgang Müller wieder mit Sport. Mehrmals in der Woche machte er 45 bis 60 Minuten Nordic Walking. Nach einem Jahr hatte Wolfgang zwölf Kilogramm verloren. Auch seine Frau machte jetzt bei dem Plan mit. Später kam sie ebenfalls zu mir in die Ernährungsberatung.

Dritter Termin, 13. Januar 2015. Ziel war die Marke 83 Kilogramm. Als er bei mir auf der Waage stand, mit Kleidern, lag Wolfgang bei 83,9 Kilogramm. Ziel erreicht. „Da wurde ich ein bisschen ehrgeizig.“ Wolfgang setzte sich ein neues Ziel: 76 Kilogramm.

Am 1. Dezember 2015 wog Wolfgang Müller 73,2 Kilogramm. So wenig hatte er noch nie gewogen. „Es war mir persönlich ganz wichtig, dieses Ziel zu erreichen, zumal mir zu diesem Zeitpunkt bekannt war, dass ich als Stammzellspender in Frage käme. Im Februar 2016 habe ich dann meine Stammzellspende geleistet, mit positivem gesundheitlichem Verlauf für den Empfänger. Es war ein gutes Gefühl. Meine Blutwerte waren zu diesem Zeitpunkt alle top, die Ärzte äußerst zufrieden."

Seit Dezember 2015 pendelt das Gewicht von Wolfgang Müller zwischen 75 und 77 Kilo. Das ist sein größter Erfolg. Natürlich gab es Rückschläge. Weihnachten, Urlaub, Stressphasen – aber Wolfgang Müller schaffte es jedes Mal sie auszugleichen. Und zwar ohne den Plan. Mein weißer Zettel ist kein heiliges Buch, an das sich meine Patienten ihr Leben lang halten. Der Plan ist vielmehr eine Richtschnur in der ersten Zeit, die ihnen hilft, das richtige Gefühl für Lebensmittel und Essen zu entwickeln. „Wenn man so viel Gewicht verloren hat, gibt man das nicht kampflos wieder auf", erklärt Wolfgang Müller. Wie genau hat er es geschafft, sein Gewicht zu halten? „Wichtig war, dass es keine Verbote gab", erklärt er. „Ich konnte auch mal ein Fünf-Gänge-Menü genießen, weil ich wusste, dass ich es am nächsten Tag wieder ausgleichen kann."

Andrea und Sigmar Störzer: Partner in crime

Andrea und Sigmar managen nicht nur erfolgreich ihre kleine Familie, sie halten auch zusammen, wenn es darum geht, wieder zu einem Punkt zu gelangen, an dem sie sich in ihren Körpern wohlfühlen. Im Oktober 2017 haben wir die beiden besucht, sie waren zu der Zeit 33 und 34 Jahre alt. Wir sprachen über ihre Teamleistung, wie sie gemeinsam das Thema Gewichtsreduktion angegangen sind. Zu dem Zeitpunkt war Andrea seit mehr als einem Jahr bei mir in Therapie. Mit beachtlichem Erfolg. Sie hatte fast 15 Kilogramm abgenommen. Ihr Mann Sigmar kam später zu mir, auch er konnte sein Gewicht deutlich reduzieren. Benjamin Breitmaier führte das Interview.

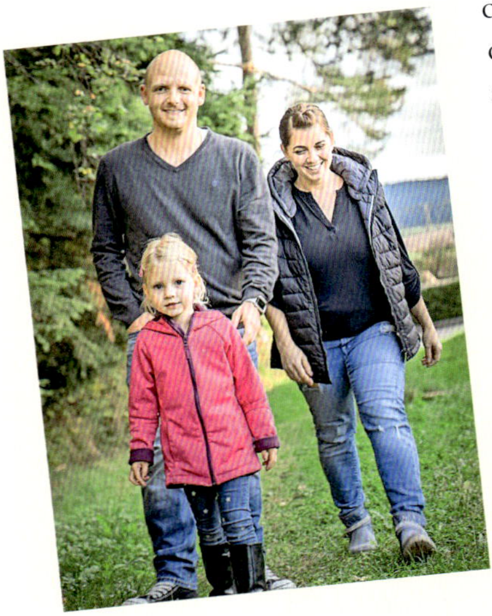

Frau Störzer, wann haben Sie zum ersten Mal das Gefühl gehabt, etwas an Ihrem Gewicht ändern zu wollen?

Andrea: 2012, nach der Schwangerschaft, fingen die Probleme an. Davor hatte ich eigentlich nie Probleme mit meinem Gewicht. Bis ich 20 wurde, war ich gertenschlank. Sport machte ich gar nicht so viel, aber ein- bis zweimal die Woche spielte ich Squash. Damals habe ich auch Unmengen an süßem Sprudel getrunken, weil ich es nicht wirklich mag, nur Wasser zu trinken. Ich arbeitete für einen Zahnarzt in Pfalzgrafenweiler, ging zu Fuß zur Arbeit und oft in der Mittagspause nach Hause, das waren gleich mal vier Kilometer Strecke am Tag. Als meine Mutter nicht mehr für mich kochte, ging es bei mir mit dem Fast Food los. Es gab viel Tiefkühlkost, viel Schokolade. Ich hatte nie das Gefühl, auf mein Gewicht achten zu müssen. Wir hatten eigentlich schon immer einen Süßigkeitenschrank zu

Hause. Als dann Sasou kam, musste ich auch oft den Mülleimer spielen, wenn Sasou mal wieder etwas nicht aufgegessen hat. Ein viertel Schnitzel kann man doch nicht wegschmeißen. So ging es dann nach und nach aufwärts.

Sigmar: Bei mir war das mit der Ernährung komplett anders. Süßes hat bei mir schon immer sehr schnell angeschlagen. Glücklicherweise trank ich eigentlich schon immer nur Wasser, ich hab früh gemerkt, dass die Softdrinks bei mir aufs Gewicht schlugen. Einen kleinen Bauch hatte ich schon immer, doch nie war es problematisch. Bis ich 2012 nach einem Unfall an der Bandscheibe operiert wurde. Das hieß: kein Sport mehr. In den zwei Jahren danach nahm ich dann 15 Kilogramm zu. Vor dem Unfall war ich auf Baustellen als Maler unterwegs, das hält fit. Dann die Operation. Ein Jahr war ich zu Hause und wurde mit Kortison behandelt. Danach hab ich erst mal versucht weiterzumachen, aber der Rücken ist schlechter geworden. Der Arzt hat mir eine Umschulung empfohlen, und im Oktober 2013 hab ich dann eine Stelle in der Industrie angenommen. Dann ging es richtig los mit der Gewichtszunahme. Es war bei uns beiden ein schleichender Prozess. Ich habe es irgendwann mit Diäten versucht, Atkins, Low Carb, zufrieden war ich aber nicht. Über meine Frau habe ich dann irgendwann Sven Bach kennengelernt.

Wie viel haben Sie denn gewogen, als Sie zum ersten Mal bei Herrn Bach waren?

Andrea: Im Juni 2016 zeigte die Waage 83 Kilogramm an. Das waren 20 Kilogramm mehr, als ich sonst immer gewogen hatte! Man muss sich mal vorstellen, mit 18 wog ich noch 52 Kilogramm.

Sigmar: Ich hab erst im September 2016 bei Herrn Bach angefangen – mit 97,3 Kilogramm.

Sie sagten, dass Sie schon früher versucht hatten, abzunehmen. Was haben Sie ausprobiert?

Andrea: Erst mal bin ich auf Wasser umgestiegen. Vier Kilo hab ich geschafft. Dann habe ich bei meiner Krankenkasse geschaut, wen die als Ernährungsberater empfehlen. Bei der Suche im Internet bin ich dann auf zwei gestoßen. Sven Bach wollte ich erst nicht. Ich fand, der hängt so oft in den Medien rum.

Sigmar: Ich habe mal zwei Wochen Atkins gemacht. Als Jugendlicher stand ich ziemlich gut im Saft und meine Tante hat mir Trennkost empfohlen. Ich habe damals acht bis zehn Kilo abgenommen. Doch lange gefreut habe ich mich nicht darüber, nach einem halben Jahr hat der Jo-Jo-Effekt voll zugeschlagen.

Andrea: Atkins habe ich auch ausprobiert. Bis zur zweiten Woche ist mir das ziemlich leicht gefallen. Es gibt da nur Eiweiß, Fleisch und Käse, zum Frühstück gibt‘s ein Steak. In zwei Wochen hatte ich sechs bis sieben Kilogramm runter. Ich hab viel Sport gemacht, Sigmar war auch fast jeden Tag joggen und wir waren zusammen im Fitnessstudio. Aber der Saft hat gefehlt – wenn du auf Dauer keine Kohlenhydrate isst, dann fehlt dir irgendwann die Energie.

Sigmar: Schlank im Schlaf habe ich auch mal gemacht, das Prinzip ist ja ziemlich einfach, man muss es nur schaffen zwölf Stunden nichts zu essen. Man reißt sich zwar eine Zeit lang am Riemen, aber ein halbes Jahr später hat man viel mehr drauf als zuvor. Mein Fazit: Eine Diät mit Verzicht im Kopf bringt nichts.

Was war dann anders bei der Therapie mit Sven Bach?

Sigmar: Ich habe sie nach dem ersten Termin zuerst mal gefragt: „Auf was musst du dieses Mal verzichten?" „Auf nichts", hat sie gesagt. „Das funktioniert nicht", war meine erste Reaktion. 300 Kalorien Süßigkeiten am Tag? Nicht sein Ernst. Bevor ich dann selbst zu ihm bin, hab ich es zuerst mal mit ihrem Plan versucht. Im September war ich dann selbst das erste Mal bei ihm, da hatte ich schon fünf Kilo durch Andreas Plan abgenommen. Als er mir dann bei einer Mahlzeit aufgeschrieben hat, dass ich 400 Gramm Kartoffeln essen darf, hab ich das nicht geglaubt. Der muss sich verrechnet haben. 400 Gramm Kartoffeln bekommt man auf einen Rutsch fast nicht runter. Laut Herrn Bach lag ich etwa 200 Kalorien über meinen Energiebedarf am Tag. Er hat mir außerdem auch noch eine schwierige Veranlagung attestiert. Was mir allerdings zugutekam, war, dass ich schon immer Salat mochte.

Andrea: Salat mag ich gar nicht, ich bin eher der Gemüsesser. Mir hat beim weißen Blatt von Herrn Bach vor allem die Stress-Box geholfen. Ich konnte jeden Tag Schokolade oder Bonbons, Nüsse oder meine „Storck Riesen“ essen, aber halt nicht gleich eine ganze Packung.

Sigmar: Als wir die ersten Erfolge verbuchen konnten, habe ich auch wieder angefangen zu laufen. Außerdem habe ich mein Fahrrad wieder rausgeholt. Über ein Jahr habe ich wirklich viel Sport gemacht, jetzt mach ich wieder weniger, weil mir die Zeit fehlt. Ich war auch nie wieder krank, weil wir inzwischen so viel draußen sind.

Andrea: Mit dem Sport war es bei mir ähnlich, jetzt mache ich gerade etwas weniger, aber ich bin immer noch 20 bis 25 Minuten am Tag unterwegs, bei jedem Wetter. Wenn es mal schneit, hüpf ich auf unserem Trampolin. So konnte ich bis zum Dezember 2016 mein Gewicht 15 Kilo nach unten schrauben.

Wie geht es Ihnen beiden heute?

Andrea: Jetzt bin ich gerade an einem Punkt, an dem ich nicht so richtig vorankomme. Aber ehrlich gesagt, greife ich auch häufiger in die Etagere, wo unsere Süßigkeiten liegen. Trotzdem pendelt mein Gewicht gerade so um 66 Kilogramm herum, was wirklich toll ist, wenn ich dran denke, dass ich bei 83 Kilo angefangen habe. Vor allem auch vor dem Hintergrund meiner Krankheit:

Anfang 20 wurde bei mir ein kalter Knoten in der Schilddrüse diagnostiziert. Das hat definitiv Auswirkungen auf meinen Stoffwechsel. Mein Ziel bleibt aber weiterhin, die 62 Kilo zu schaffen.

Sigmar: Mit meinen 75 Kilogramm, die ich gerade wiege, bin ich absolut zufrieden. Das Gewicht habe ich mit 18 um letzten Mal gehabt. Herr Bach hat damals gemeint, dass wir 85 Kilogramm als Ziel anpeilen sollten. Da ging dann doch einiges mehr.

Andrea: Aber man muss schon dran bleiben. Wir wiegen heute noch manches ab. Man verschätzt sich manchmal doch noch, wie viel im Essen drin steckt. Allgemein kann man sagen, dass wir auf jeden Fall weniger Fleisch essen. Außerdem kochen wir viel mit frischen Lebensmitteln, nichts mehr mit Fertigzeug.

In einem Satz: Was haben Sie aus den vergangenen zwei Jahren gelernt?

Andrea: Wenn einer allein eine Diät macht, ist das schwer. Wenn man aber zusammen seine Ernährung umstellt, dann geht das.

Nico: Zu dick für den Staat

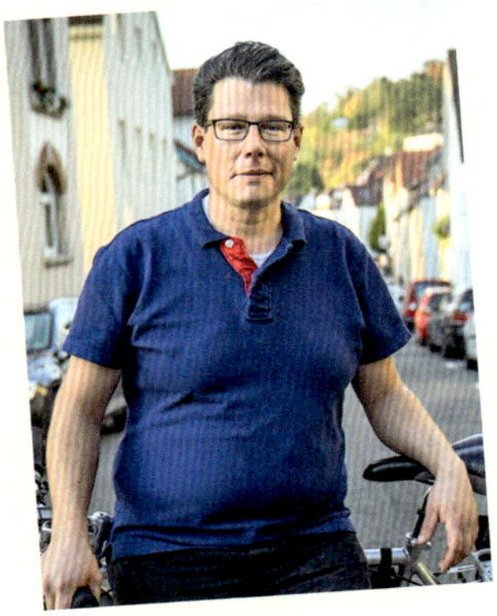

2010 wog Nico 127 Kilogramm bei einer Körpergröße von 1,85 Metern. Nico hatte sein Lehramtsstudium abgeschlossen, nun standen zwei Jahre Referendariat an, bis er seinen Eid als Beamter des Deutschen Staates leisten sollte. Voraussetzung dafür ist auch eine ärztliche Untersuchung. Denn Grundlage für eine Verbeamtung auf Lebenszeit ist unter anderem eine Risikoabschätzung, wie lange ein Mensch im Dienst des Staates arbeiten könnte. Nicos Werte passten der Ärztin nicht. Er würde zu viel essen. Zwei Jahre blieben ihm, um etwas daran zu ändern.

Die nächste Untersuchung fand nach dem Referendariat statt. Während des Referendariats wurden die Abendessen-Portionen immer größer. Dazu die Süßigkeiten und zur Beruhigung ein bis zwei Feierabendbiere. Trotz des Stresses gelang es ihm, sein Gewicht auf 117 Kilogramm zu reduzieren. Doch die zehn Kilogramm reichten nicht. Beim zweiten Termin erzählte die Amtsärztin etwas von Nichtverbeamtung. Der dritte Termin beim Amtsarzt kam. Das Ergebnis war ein Schock für Nico: „Ich kann Sie nicht auf Lebenszeit verbeamten", sagte der Arzt.

Nico ließ sich gehen, der Frust äußerte sich in Essen. Sein Gewicht schoss auf 125 Kilogramm hoch. Der Berg, vor dem der junge Lehrer stand, wurde immer größer. So konnte es nicht weitergehen. Da ist er wieder, dieser Satz, der Punkt, an dem sich Nico, ähnlich wie meine anderen Patienten, entschloss, Hilfe zu suchen. Eine weitere Verlängerung gab es nicht mehr, Nicos berufliche Zukunft war akut gefährdet, denn eine Beschäftigung als Angestellter hätte für ihn erhebliche Nachteile gehabt. Er suchte im Internet nach Therapiemöglichkeiten. Und fand einen Arzt in der Nähe, der ihm helfen sollte. Die Diagnose war schnell klar, zumindest in den Augen des Mediziners. Eine Allergie wäre für sein Gewicht verantwortlich. Der Arzt wollte die Allergie auspendeln. „Ich bin dort nie wieder hingegangen."

Schließlich stieß Nico über meine Webseite auf mich. Den ersten Termin hatten wir im Januar 2016. Eine Therapie war Auflage des Amtsarztes. „Der Plan war okay", sagt Nico im Oktober 2017. Die Süßigkeiten mussten weniger werden, verbieten wollte ich sie ihm nicht. Wir stellten Menüs zusammen, die ordentlich satt machen, aber nicht zu viel Energie hatten. Kartoffeln beispielsweise. 500 Gramm in einer Mahlzeit füllen den Magen der stärksten Männer. Vielen ist gar nicht bewusst, dass 100 Gramm Kartoffeln mit 77 Kalorien etwa die Hälfte der Energie von gekochter Pasta haben. 77 Kalorien vs. 144 Kalorien. Nico fing an, abends zu kochen, auch gerne Spaghetti, immer mit einem Auge auf die Zutaten, die im Topf landeten. Gegen Nicos eng getaktete Mittagspausen konnten wir nicht viel ausrichten. Verbote gab es nicht, wenn es denn der Döner mittags sein musste, dann war das hin und wieder in Ordnung.

Wichtig war wie immer, dass wir im Durchschnitt kalorienmäßig unter seinem Bedarf blieben. Wenn die Rechnung stimmte, war sogar ein Feierabendbier in Ordnung. Im Januar 2017 hatte er 108 Kilogramm erreicht. So wenig hatte er zum letzten Mal 2009 gewogen. Es ging weiter runter. Nico machte mehr Sport.

Der Tag X rückte näher. Im Februar 2017 lag ein Schreiben in Nicos Fach an der Schule. Der nächste Arzttermin, die letzte Chance: noch zwei Monate. „Ich hab noch einen draufgesetzt." Jeden Tag radelte er 19 Kilometer zur Schule und zurück. „Mein Rad und ich waren im Flow", sagt er mit einem breiten Lächeln im Gesicht. 97 Kilogramm zeigte die Waage. „Das klappt", sagte die Ärztin. Vier Tage später war Nico bei mir. Genau für solche Momente mache ich diesen Job.

Simone Forstner: Kurz vor 12

Ein BMI von 46,9 – Adipositas Grad 3 – 152 Kilogramm bei 177 Zentimetern Körpergröße – geboren 1986. Die Werte gehören zu einer meiner Patientinnen. Simone Forstner ist Altenpflegerin aus Leidenschaft. Ein BMI von 46,9 bedeutet gute Chancen auf einen frühen Tod. Das klingt dramatisch, übertrieben ist es nicht. Die Risiken für einen Herzinfarkt oder Schlaganfall gehen bei Werten in dieser Höhe durch die Decke. Zu den gängigen Folgekrankheiten wie Diabetes Typ 2 und Bluthochdruck kommen Probleme wie Gelenkschmerzen und Schlafapnoe. Simone Forstner war sich selbstverständlich im Klaren darüber, welches Risiko ihr Körpergewicht mit sich bringt. Dennoch schaffte sie es nicht, daran etwas zu ändern. Adipositas Grad 3 hat nichts mehr damit zu tun, ein paar Kilo für den Sommer abzuspecken. Ein BMI über 40 bedeutet eine ernsthafte Erkrankung, deren Therapie für die Patienten ein langer Weg ist, für den es keine Abkürzungen gibt.

Simone wuchs mit zwei größeren Brüdern auf. Die Mutter kochte reichhaltig für die ganze Familie, hungern musste niemand. Der Süßigkeitenschrank war eine beliebte Anlaufstelle. „Meine Eltern sind heute beide Diabetiker", erklärt Simone. Schon in der Schule war Simone recht „moppelig", wie sie sagt. Ihre Mitschüler machten ihr das Leben schwer. Die Hänseleien schlugen auf die Seele, der Trost lag oft in Süßigkeiten. „Ich war schon immer ein Frustesser."

Ein kleiner Laden in der Tankstelle wurde zur täglichen Anlaufstation für den Teenager. Entweder der kleine Laden, oder ein Drogeriemarkt, der sich auf ihrem Schulweg befand. „Mein ganzes Taschengeld habe ich in Süßes investiert", erklärt Simone. „Es war so etwas wie eine Trotzphase", sagt sie über ihre Schulzeit, und: „Ich war noch zu jung, ich wusste nicht, was ich meinem Körper antat." Mit 15 begann sie ihre Ausbildung zur Altenpflegerin. Bald darauf, 2003, lernte sie ihren ersten Freund kennen. Er begann bald Druck auf Simone auszuüben: „Mein Freund hat immer Anspielungen gemacht, das hat mich gestört", sagt sie. Simone experimentierte mit verschiedenen Dingen. Erster Versuch: Friss die Hälfte. Dann hatte eine Freundin ihr ein „komisches Pulver" empfohlen. Sie versucht, die Kohlenhydrate zu reduzieren. Doch nichts half wirklich. In der Drogerie besorgte sie sich Tabletten, um den Appetit zu zügeln, eine Tablette morgens, eine Tablette abends. Ihr Fazit nach monatelangen Experimenten: „Nichts hat geholfen. Außerdem sind Teenager nicht gerade dafür bekannt, viel Durchhaltevermögen zu haben."

Simone Forstner entwickelte leichte Depressionen. Sie war 20, als ihre Mutter an schwerer Arthrose und Diabetes erkrankte. Die Mutter wog zu der Zeit 130 Kilogramm und machte nun eine Kur, bei der ähnlich wie bei den Weight Watchers mit einem Punktesystem gearbeitet wurde. Nachdem die Mutter aus der Kur zurück war, aß die ganze Familie nach diesem System. Simone verlor dabei 25 Kilogramm. Drei Monate hielten alle durch, doch es bahnten sich familiäre Probleme an, die nun bei der Mutter eine depressive Störung auslösten. Sie erstickte ihren Schmerz in schlechtem Essen. Simone kaufte sich weiterhin Appetitzügler in der Drogerie. Damit hörte sie erst auf, als die zweite Ausbildung begann. Neue Stadt, neues Leben, Simone Forstner hatte eine kleine Zwei-Zimmer-Wohnung. Um ihren Hunger zu zügeln, fing sie mit dem Rauchen an. Es stellte sich als schlechter Deal heraus, weil eine Diät aus Nudelgerichten und McDonald's keineswegs etwas an ihrer Situation änderte. Sie war viel mit drei Freundinnen unterwegs, die alle drei dünn waren. Simone hingegen wog mittlerweile 115 Kilogramm, Tendenz steigend. „Doch mir war alles egal, ich aß einfach weiter. Und kaufte mir halt größere Kleidung."

„Sven hat gesagt, ich hätte ausgesehen wie ein Zombie. Meine Blutwerte waren kurz vor dem Status Fettleber, ich hatte starke Depressionen, Diabetes Typ 2, einen HBA1-Wert von 8,7. Sven hat gesagt, es sei drei Minuten vor zwölf. Ehrlich gesagt, weiß ich gar nicht mehr, was er mir an dem Tag alles erzählt hat. Ich habe ihm einfach meine Blutwerte in die Hand gedrückt." Dass Simone Forstner im März 2016 bei mir in der Praxis saß, war keine Selbstverständlichkeit. Sie war in einer Abwärtsspirale, die sie aus eigener Kraft nicht mehr durchbrechen konnte. Im Januar 2015 traf die Familie ein schwerer Schicksalsschlag, danach nahm Simone innerhalb eines Jahres weitere 25 Kilogramm zu. Ihre Mutter war es, die sie dazu brachte, sich Hilfe zu holen. Auch der Hausarzt der Familie machte Druck. Eine Bekannte hatte ihnen von mir erzählt. Es war im Januar 2016, als Simone schließlich zum Hörer griff und einen Termin mit mir vereinbarte. „Ich hatte das erste Buch gelesen, da dachte ich, ich geb' ihm 'ne Chance."

Im März 2016 wog Simone Forstner 152 Kilogramm. „Drei Kilo hatte ich durch das Buch abgenommen. Die Zweifel waren aber immer noch da." Wir stellten gemeinsam einen Ernährungsplan zusammen, ebenso einen Trinkplan. Als wir sie Ende 2017 zu diesem Gespräch besuchten, konnte sie beeindruckende Erfolge vorweisen: 22 Kilogramm hatte sie abgenommen. Leicht war das selbstverständlich nicht. Im Oktober 2016 gab es erneut Probleme in der Familie und Simone stand wieder kurz vor einer Frust-Phase. „Ich war völlig lustlos, aber Sven hat mich dann zusammengepfiffen. ‚So nicht, Frau Forstner!', hat er gesagt. ‚Jetzt muss was getan werden.'"

Außerdem bekam sie Unterstützung durch ihren Mann. Den hatte sie vor neun Jahren kennengelernt, im Juli 2017 haben die beiden geheiratet. „Er hat auch ein kleines Bäuchlein", sagt Simone lachend. „Er macht den Plan voll mit." Und er hat bereits acht Kilogramm abgenommen. Die Tatsache, dass er Vegetarier ist, macht das Kochen manchmal nicht leicht, aber sie kommen klar. Außerdem gibt es jetzt Bewegung in Simone Forstners Leben: „Früher bin ich alles gefahren, jetzt gehe ich Walken, morgens oder abends." Auch geht sie ab und zu schwimmen. Neben ihrem Gewichtsverlust freut mich vor allem, dass wir die Uhr etwas zurückdrehen konnten. Die Blutwerte sind wieder gesenkt, ihr HBA1-Wert liegt bei 6,1 – Übersetzung: keine Fettleber. Der Bluthochdruck konnte gesenkt werden, außerdem sind die Werte ihres Diabetes Typ 2 nach der Ernährungsumstellung viel besser geworden. Natürlich ist Simone noch lange nicht am Ende ihres Weges angelangt. Aber ich freue mich für sie und ihre Familie, wie viel sie gemeinsam geschafft haben.

Christian Locher: Ein Macher, ein Kämpfer

Es war ein besonderer Abend. Tolles Restaurant, fünf Gänge, jeder einzelne ein Gedicht, dazu guten Wein. Christian Locher sitzt auf der Heimfahrt neben seiner Freundin im Auto. „Mac?", fragt er seine Freundin. „Mac!", sagt sie. Fünf Gänge und immer noch Hunger. „Ich hatte irgendwann gar kein Gespür mehr für Portionen", sagt Christian.

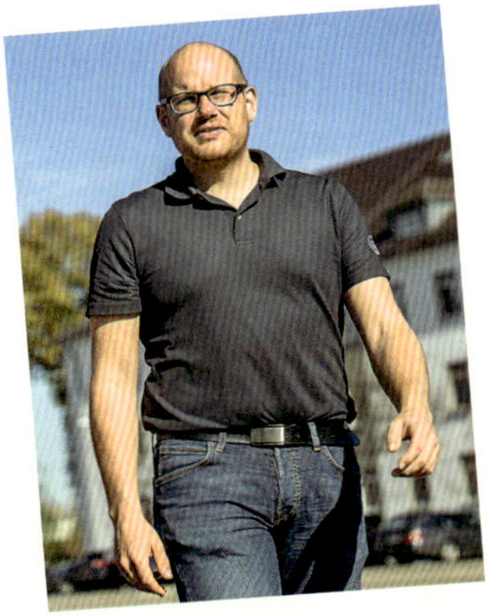

Heute: 96 kg

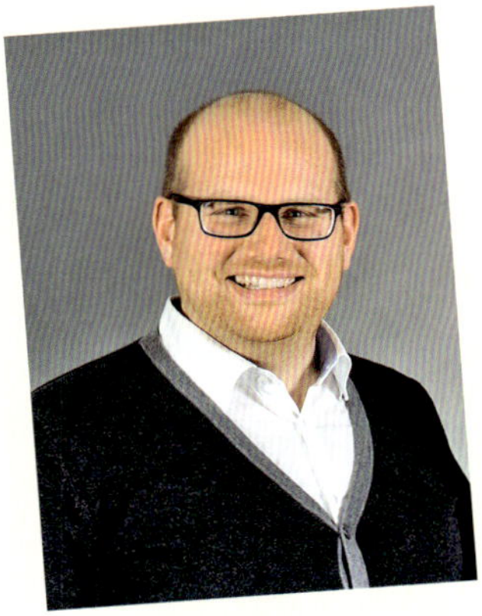

Anfang 2016: 118 kg

Christian Locher arbeitet heute in Wangen im Allgäu für eine technische Unternehmensberatung. Seine Chefin war es, die das betriebliche Gesundheitsmanagement in der Firma vorantrieb. Sie buchten mich für einen Vortrag. Danach hat es allerdings einige Zeit gedauert, bis er zu mir kam. Die Kontrolle seines Körpergewichts begleitet ihn schon lange. „Es ist wie bei einer Sinuskurve“, sagt er. Ein Wechselspiel zwischen riesigen Portionen an schlechtem Essen und einem Kampfgewicht von bis zu 118 Kilogramm. Am anderen Ende der Amplitude steht ein Christian Locher, der eisern Halbmarathons läuft, der fast keine Kohlenhydrate zu sich nimmt und verbissen seinem Ziel entgegengeht.

„Ich war schon immer gut beieinander“, sagt er im Oktober 2017. Großgeworden ist er auf einem Hof. Körperliche Arbeit, Kalorienverbrennen auf dem Feld, das verlangt nach Energie. „Wenn gegessen wurde, dann ordentlich.“ Frühstück, zwischendrin Vesper, eine deftige Hauptmahlzeit, frisch gekocht von Mama, und abends dann wieder Vesper mit Wurst und Käse. „Ich war aber nie fett“, sagt Christian. Ganz schlank war er aber auch nicht. „Im Grundschulalter hab ich es zum ersten Mal gemerkt“, erklärt er. „Ich war etwas pummelig.“ Doch die Kilos hatte er sich während der Schulzeit und der Lehre mit der Hofarbeit problemlos wegarbeiten können. Dann stand das Fachabitur an, keine Zeit mehr für Arbeit auf dem Hof. Das Essen blieb reichhaltig und Christian Locher nahm zum ersten Mal zu. Übergewicht wollte er aber nicht akzeptieren, er stürzte sich in den Extremsport. Jeden zweiten Tag lief er bis zu 20 Kilometer, daneben war er mit dem Rennrad unterwegs. Beim Essen hielt er eiserne Disziplin, abends gab es oft nur noch einen Joghurt mit etwas Marmelade. So schaffte er es innerhalb von wenigen Monaten, von 110 Kilogramm auf 93 Kilogramm abzuspecken. Die 21,2 Kilometer eines Halbmarathons schaffte er mittlerweile in 95 Minuten. „Im Nachhinein war das total bescheuert", betont er heute.

Dann kam die Fußverletzung. Er durfte nicht mehr joggen, doch das Essen wurde nicht weniger. Das Gewicht schoss wieder in die Höhe und mit 25 wog Christian Locher wieder 113 Kilogramm. „Ich aß raue Mengen an Brot, fünf bis sechs Scheiben, dazu Wurst und Käse. Ich machte mir schlichtweg keine Gedanken ums Essen. Ich esse einfach gern und viel." Die Schreibtischarbeit eines Maschinenbau-Studiums tat ihr Übriges. Christian war 29 und unzufrieden. Er begann mit dem Mountainbiken im Rahmen eines Gesundheitskurses der Krankenkasse. Über vier Monate traf er sich dreimal die Woche mit einer Gruppe, um gemeinsam die Berge rauf und runter zu brettern. Er stellte wieder seine Ernährung um. Nach dem Sport nahm er nur Eiweiß zu sich, abends gab es Hülsenfrüchte. Innerhalb von vier Monaten ging es wieder runter auf 103 Kilogramm. Doch dann war das Programm vorbei und damit auch die kontrollierte Nahrungsaufnahme. „Ich hab einfach wieder nicht darauf geachtet, was ich aß. Hinzu kam ein Schicksalsschlag in der Familie." Anfang 2016 wog er wieder 118 Kilogramm. Erneut beschloss Christian, sein Leben umzustellen. Mit seiner Freundin fasste er einen Plan: wenig Kohlenhydrate, wenig Alkohol. „Ohne Spaß ging es dann wieder auf 113 Kilogramm runter."

Im Dezember 2016 war ich in Christian Lochers Firma für einen zweistündigen Vortrag gebucht. „Ehrlich gesagt ist das Einzige, was ich aus dem Vortrag noch weiß, dass die Krankenkasse die Kosten für eine Ernährungsberatung übernimmt" – er lacht. Dass er etwas tun musste, war zu dem Zeitpunkt für ihn völlig klar. Eine neue Ärztin gab den Ausschlag. „Sie werden irgendwann Cholesterin-Tabletten brauchen", sagte sie. Außerdem attestierte sie ihm eine schwierige Veranlagung. Ihre Prognose: „Irgendwann haben Sie Diabetes."

Er beschloss, einen Termin in meiner Praxis zu vereinbaren. „Ich hatte ehrlich gesagt keine großen Erwartungen." Hilfreich war meine eigene Geschichte mit dem Thema. „Wenn da so ein Hungerhaken gesessen hätte, um mir was zu erzählen, den hätte ich nicht für voll genommen", sagt Christian mit seinem verschmitzten Lächeln. „Ich kann mich noch genau an meinen ersten Satz erinnern, den ich zu Sven sagte: ‚Ich bin Feuerwehrmann, ich trinke Bier und esse Fleisch.' ‚Das kriegen wir hin', war seine Antwort."

Christian gab mir eine Chance, und er machte das, was er immer tat: Er machte es richtig oder gar nicht. Wichtig war dabei vor allem seine Stress-Box: 200 Gramm Schokolade und sechs Gläser Weizenbier durfte er pro Woche zu sich nehmen. Damit Christians Portionen nicht zu klein wurden, gab ich ihm einige Rezepte mit auf den Weg, die den Magen gut füllen, aber trotzdem nicht zu viel Energie in sich tragen. Eines davon war beispielsweise 140 Gramm Nudeln, 60 Gramm Käse, eine große Aubergine und Tomatenmark, alles in einer Pfanne. „Ich hab den Teller fast nicht geschafft", sagt Christian. „Ich wurde neugierig, vielleicht könnte das funktionieren." Es hat funktioniert. September 2016, Start mit 113 Kilogramm. Weihnachten 2016: 98 Kilogramm. Das ist ein toller Erfolg.

Viel wichtiger als die Zahl auf der Anzeige der Waage waren die Auswirkungen auf die Beschwerden, mit denen sich Christian Locher über die Jahre herumgeschlagen hatte. Als er zu mir kam, nahm er jeden Tag eine Dreifach-Kombination an Blutdrucksenkern ein. Bluthochdruck und Adipositas sind ein höllisches Paar, denn zu allem Überfluss können die Blutdrucksenker auch noch dick machen. Darum freute sich Christian umso mehr, als er im Oktober 2017 nur noch ein Viertel der Dosis einnehmen musste. Seit Mai 2018 kann er sogar ganz auf die Medikamente verzichten. Christian sagt, dass im Unterschied zu früheren Versuchen der Schlüssel zu seinem Erfolg darin lag, dass er verstand, wie er abnahm. „Vor Sven hatte ich mich in den Restaurants immer gewundert, dass die Portionen so klein sind", führt er als Beispiel an. „Mittlerweile habe ich festgestellt, dass diese Portionen normal waren, nur ich mit meiner Portionsvorstellung lag daneben." Durch meinen Ernährungsplan auf dem weißen Blatt lernte er, wie groß eine Portion ungefähr sein sollte. Auch beim Sport gab es eine Umstellung: „Vorher war der Sport stark mit dem Abnehmen verbunden. Jetzt ist der Fun-Faktor wesentlich größer", erklärt er.

Jutta Denk: Wie viel kann ein Mensch ertragen?

Jutta Denk ist im Krankenhauses. Hier soll ihr jemand endlich erklären, warum sie sich über Jahre mit Diäten gemartert hat, nur um von diesem kleinen Display auf ihrer Waage verhöhnt zu werden. „Ich esse doch fast nichts!" Das sagt Jutta nicht nur sich selbst, sie versichert es auch ihren Freunden, ihren Ärzten. Nur wenige glauben ihr. Der Mann in Weiß steht vor ihr und sagt: „Frau Denk, Sie haben keine Fibromyalgie. Ich werde Ihrem Mann sagen, dass er einfach die Couch weiter vom Kühlschrank wegstellen soll." Er sagt es fast beiläufig, mit einem herablassenden Lächeln im Gesicht. „Ich weinte 14 Tage lang", erklärt Jutta Denk mit leichtem Zittern in der Stimme.

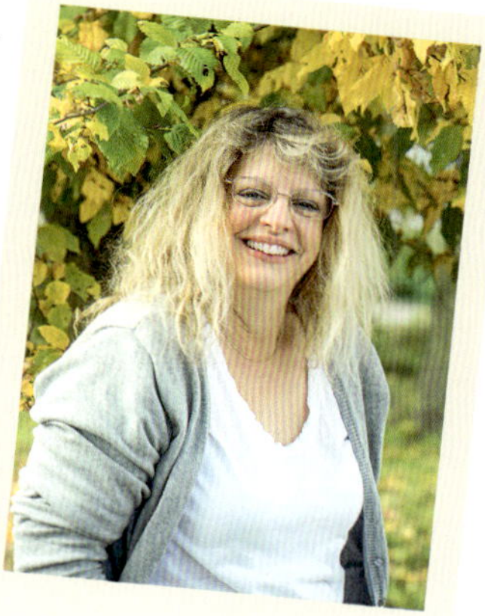

Im Oktober 2017 wiegt Jutta genau 73 Kilogramm. Seit der Begegnung mit dem Arzt sind knapp zwei Jahre vergangen. In der Küche hängt ein weißes Blatt, auf dem mit Kugelschreiber ihr Ernährungsplan geschrieben steht. Im Juni 2016 war sie das erste Mal bei mir.

Als Benjamin und ich uns dazu entschieden, ein weiteres Buch zu schreiben, war Jutta eine der ersten, an die ich dachte. Ihre Geschichte muss erzählt werden. Sie zeigt nicht nur, wie groß der Einfluss äußerer Umstände auf unser Gewicht ist. Sie zeigt auch, wie wenig Verständnis für diese Umstände selbst bei manchen Medizinern herrscht. Jutta Denk ist ein wichtiges Beispiel dafür, dass übergewichtige Menschen nicht einfach „selbst schuld" sind an ihrer Situation.

Mit 18 erkrankte Jutta an Endometriose, das sind gutartige Wucherungen der Gebärmutterschleimhaut außerhalb der Gebärmutter. Als auch die Eierstöcke befallen wurden, musste sie operiert werden, und bei dieser Operation wurde Juttas Lymphsystem beeinträchtigt. Die Lymphbahnen verlaufen wie ein Transportsystem für die unterschiedlichsten Stoffe durch den ganzen Körper. Wenn es irgendwo Unterbrechungen gibt, kann es zu Wassereinlagerungen kommen. Das wurde Jutta Jahrzehnte später zu Verhängnis.

Mit Mitte 20 war Jutta noch gertenschlank. Mit 25 lernt sie ihren Mann kennen, nach einem Jahr heiraten sie. Jutta Denk wurde schwanger. Zum ersten Mal in ihrem Leben merkte die junge Frau, dass sich ihr Körpergewicht von den bisherigen 60 Kilogramm weg bewegte. Eine der Ursachen war relativ schnell ausgemacht: Aufgrund der Schwangerschaft hörten sie und ihr Mann gemeinsam mit dem Rauchen auf. Das war aber nicht der einzige Grund für ihre Gewichtszunahme: Das junge Ehepaar wurde vom Schicksal hart getroffen. Jutta Denk erwartete bei ihrer ersten Schwangerschaft Zwillinge. Sie verlor eines ihrer Mädchen, nur Anna überlebte.

Bei Jutta kam hinzu, dass sie von ihrer Familie keine Unterstützung erhielt: „Mein Mann war schon damals keine große Hilfe", sagt sie. All diese Faktoren führten dazu, dass sie innerhalb von zwei Jahren 15 Kilogramm zunahm und ihr Mann 20 Kilogramm. Nur wenige Monate nach Annas Geburt begann sie wieder halbtags zu arbeiten, als Krankenschwester. Ihre Hosengröße schraubte sich langsam, aber stetig nach oben. „Ich war nie der Sahnetorten- oder Chips-Typ. Ich aß einfach große Portionen, Spaghetti, Bratwurst, Wienerchen", sagt sie.

Über zehn Jahre später war Jutta wieder mit Zwillingen schwanger. Ein drittes Mal musste ihre Bauchdecke aufgetrennt werden. Sie war lange Zeit im Krankenhaus, die Säuglinge mussten ein ganzes Jahr in der Klinik bleiben. Ihr Mann entfernte sich weiter von ihr und es gab auch keine Großeltern, die ihr beistanden. „Ich musste mit allem allein fertig werden", sagt sie. Die Zwillinge hatten Entwicklungsschäden. Steven konnte erst mit fünf Jahren laufen, bis dahin hatte Jutta ihn meistens getragen und jeden Tag Krankengymnastik mit ihm gemacht. Heute ist er 1,75 Meter groß und rennt gerne.

Bei der Geburt der Zwillinge trug sie schon Kleidergröße 40. Als die Zwillinge aus dem Gröbsten heraus waren, war Jutta 33, der Alltag zog wieder ein. Ernährungsphysiologisch gibt es beim Thema Kinder Stolpersteine: „Ich war ein kleiner Mülleimer", sagt sie und lacht. Hier der Rest Brezel, da ein Stück Wurst, wegwerfen wäre ja zu schade. Trotz fehlender Langzeitstudie wage ich mit ziemlicher Sicherheit behaupten zu können, dass bei einer Mama auf ihren täglichen Kalorienverbrauch pro Kind gut 50 Kalorien an „Aufräumarbeiten" dazukommen. Kinder können bei der Nahrungsaufnahme unglaublich schwierig sein. Ungezählt bleiben die Stunden, in denen ich mit meiner Tochter über die Sinnhaftigkeit von diesem oder jenem Lebensmittel diskutieren durfte. Jutta hatte bei allen ihren drei Kindern Probleme beim Essen. Keine Kartoffeln, keine Wurst, nur Pute und Hähnchen. „Es gab Zeiten, da musste ich für meine Kinder, mich und meinen Mann mittags drei verschiedene Gerichte kochen", erklärt Jutta. Oft gab es nur Pasta mit Soße und Hackfleisch.

Genascht hat Jutta nie, nichts Süßes, keine Cola, keine Chips. Sie hat auch immer auf die Ernährung ihrer ganzen Familie geachtet. Den Kindern gab sie immer Obst statt Süßkram. Nur ab und zu gab es mal einen Kinderriegel. Bewegung gab auch, sie waren häufig auf dem Spielplatz. Sie selbst hat nie Sport gemacht. Sie war Ehefrau, Putzfrau, Krankenschwester und Mutter. Keine Anerkennung, Jutta fühlte sich einsam. Sie hat sich den Stress und Kummer von der Seele gegessen.

Als sie Ende 30 war, hat sie zum ersten Mal gesagt: „Es reicht." Es war ähnlich wie bei mir damals, in dem Zimmer meines Kumpels mit der Waage. Jutta war bei einem Kindergeburtstag. Eine andere Mutter hatte ein Bild von ihr gemacht und zeigte es ihr. Jutta erschrak. „So dick bist du doch nicht", sagte sie sich. Doch als sie auf die Waage stieg, zeigte diese schon knapp 100 Kilogramm an. „Ich habe schon gemerkt, dass es in der Beziehung nicht mehr so läuft. Das Wissen, dass einen der eigene Mann nicht mehr anschaut, ist schrecklich. Ich wollte wieder attraktiv sein. Ich sag heute noch, es war nicht nur das Essen, es war auch meine Seele."

Das konnte sie nicht länger akzeptieren. Sie ging zu den Weight Watchers. Jutta schaffte es dank ihres Willens, innerhalb von eineinhalb Jahren 32 Kilogramm abzunehmen. Die Kinder waren damals schon etwas älter, sie hatte wieder etwas Zeit für sich selbst. Sie bekam eine gute Beraterin, die selbst früher fettleibig war – oft ein wichtiger Aspekt, weil dann ein ganz anderes Verständnis für das Übergewicht eines Menschen besteht.

Mit 42 wog Jutta also wieder 73 Kilogramm. Doch fünf Jahre später, im Februar 2016, zeigte ihre Waage wieder 110 Kilogramm an. Was war passiert? Drei Jahre lang hatte sie Ruhe, sie achtete auf ihre Ernährung, konnte ihr Gewicht ohne große Mühe halten. Dann kam die Krankheit. Jutta nahm zu. Sie konnte es sich nicht erklären. Eigentlich war alles gut, sie aß nicht mehr als sonst. Sie ließ sich untersuchen: Lag es an der Schilddrüse? Menopause? Nichts. Gelenkschmerzen setzten ein, sie fühlte sich permanent aufgedunsen. Auf ihren Armen bildeten sich Knoten. Das Gewicht stieg und stieg, Jutta aß immer weniger. Die Schmerzen wurden immer schlimmer. Irgendwann schaffte sie es kaum noch aufzustehen. Sie nahm Schmerzmittel. Ihre Hände schwollen an. Der Hausarzt hatte einen Verdacht: Rheuma. Das war im November 2015. Er verwies sie an eine Spezialklinik in Baden-Baden. Zu der Zeit konnte sie nicht einmal mehr Treppen steigen, weil die Schmerzen zu groß waren. Der Test auf Rheuma war negativ. Doch die Ärzte stellen bei ihr eine andere Krankheit fest: Fibromyalgie. Ähnliche Symptome wie Rheuma. Gelenkschmerzen und Wassereinlagerungen. Belastet die Gelenke, die sich dann entzünden. Zurück zum Hausarzt, der verwies sie an die Klinik in Baden-Baden – für weitere Tests, die Diagnose sollte bestätigt werden. Fünf Stunden musste sie dort warten. Dann kam der Stationsarzt, der Gott in Weiß, mit seinem Vorschlag, das Sofa weiter weg vom Kühlschrank zu stellen.

Ihr Hausarzt gab sie nicht auf. Er verwies sie an Prof. Dr. Rafael Adam, einen Experten für Lympherkrankungen. Er diagnostizierte bei Jutta schließlich ein Lipödem. Das ist eine etwas schwächere Form von dem, was der Volksmund als Elefantenkrankheit kennt. Bei der Krankheit lagern sich im Körper ungeheure Mengen an Wasser ab. Es stellte sich heraus, dass durch die drei Operationen, die Jutta mit 18, 19 und 32 hatte, das Lymphsystem geschädigt wurde. Das hatte ihren gesamten Organismus gestört.

Jutta musste nun zu einer Schmerztherapeutin, die immer darauf achtgeben musste, dass nur Schmerzmittel zum Einsatz kommen, die das Gewicht nicht noch mehr beeinflussen. Dann gab es eine Lymphdrainage, um das Wasser aus dem Körper zu bekommen, damit wieder ein Fluss im Lymphsystem hergestellt werden kann. Zweimal die Woche jeweils 50 Minuten. „Außerdem musste ich diese hier tragen“, Jutta zeigt auf riesige Strümpfe, die quasi ihre gesamten Beine umschlossen.

Zu der Zeit probierte sie auch zum ersten Mal eine Diät mit Pulver. Für mich als Therapeuten kommen Pulverdiäten nur infrage, wenn sehr schnell sehr viel Gewicht weg muss. Das Prinzip ist immer das Gleiche: Eine oder mehrere Mahlzeiten werden durch einen Cocktail aus Nährstoffen, die in Flüssigkeit verrührt werden, ersetzt. Lange hält das kein Mensch durch. Auch Jutta hatte keine Freude daran. Im Dezember 2015 kamen noch private Probleme hinzu. Sie trennte sich von ihrem Mann, nach 23 Jahren Ehe gab sie auf.

Zu der Zeit hatte sie zwölf Liter Wasser im Körper und die Situation wurde gefährlich. Im Januar schickte Professor Adam sie in eine Spezialklinik an der holländischen Grenze. Eine Lymphklinik. Zuerst wunderte sich Jutta über die breiten Stühle. Doch Probleme mit dem Lymphsystem haben oft eine unkontrollierte Gewichtszunahme zur Folge. „Gegen die anderen Patienten sah ich aus wie Heidi Klum", sagt Jutta und lacht. Das Programm in der Klinik ist radikal. Jutta wird in Bandagen eingepackt und als Mumie auf ein Laufband gestellt oder sie muss auf dem Fahrrad schuften. Die Diät reicht nicht über 1.000 Kalorien am Tag hinaus. Dazu gab es weiterhin die Lymphdrainagen. So schaffte sie es in 14 Tagen, acht Kilogramm Wasser aus ihrem Körper zu pumpen.

„Danach wusste ich nicht so recht weiter. Ich hatte irgendwie mit meinem Leben abgeschlossen." Professor Adam hatte aber noch eine Idee. Ein befreundeter Ernährungsberater könne ihr helfen. So kam der erste Kontakt zu mir zustande. Privat ging es derweil aufwärts, Jutta lernte einen neuen Partner kennen. Mit ihm hat sie wieder zu tanzen begonnen, zweimal in der Woche. Martin trat Anfang Mai 2016 in ihr Leben.

„Ich esse kaum!", sagte sie zu mir in unserer ersten Sitzung. Ich glaubte ihr. Trotzdem mussten wir es schaffen, dass sie Gewicht verlor. Im Juni 2016 saß Jutta Denk zum ersten Mal in meiner Praxis. Sie wog damals 105 Kilogramm.

Angesichts ihrer Krankheitsgeschichte wollte ich ihr nicht zu viele Hoffnungen machen. „Das hat mich ziemlich deprimiert", sagt Jutta. „Sven sagte, 10 bis 15 Kilogramm wären drin, mehr nicht. Das war nicht mein Ziel, ich wollte eigentlich wieder 65 Kilo wiegen." Wie Jutta geht es vielen Frauen im mittleren Alter, die zu mir kommen. Ich begegne ihnen dabei eigentlich immer mit Ehrlichkeit. Fakt ist, dass es Frauen mit zunehmendem Alter schwererfällt, der Idealvorstellung ihres Körpers zu entsprechen. Das ist auch gar nicht nötig. Wer will denn bitte mit 50 aussehen wie glattgebügelte Botox-Monster auf Modemagazinen? „Sven hat von Anfang an gesagt, dass wir keine Diät machen. Auf meinem weißen Zettel standen 2.000 Kalorien." Jutta wunderte sich. Aber sie probierte meinen weißen Zettel aus – eisern. Sie fing auch mit Nordic-Walking an, einmal in der Woche. Sie hielt sich an alles, was auf dem Zettel stand, morgens, mittags abends. Wegen ihrer Gelenke ließ ich das Schweinefleisch weg. Wenn Fleisch, dann gab es nur Pute oder Hähnchen.

Bei unserem nächsten Treffen war ich wirklich von den Socken. „Jutta, bis du das wirklich?", hab ich gefragt. Seit mehr als einem Jahr hat sie ihr Gewicht von 73 Kilogramm gehalten. „Ich will aber noch weiter runter", sagt sie. Die Wassereinlagerungen sind heute fast komplett verschwunden, mit ihnen ging auch der hohe Blutdruck. Vorher musste sie Blutdrucksenker und Herzblocker nehmen. Nächtelang war sie wach, weil ihre Muskeln sich nicht mehr entspannen konnten. Heute braucht sie die Medikamente nicht mehr. Sie ist überzeugt, das liegt am Gewicht. „Nur Aspirin bei Kopfschmerzen", sie lacht. „Ich kann heute drei Stunden durchtanzen, ohne zu schnaufen. Ich lebe wieder!" Ihren Mitkämpfern will sie noch einen Satz mitgeben: „Niemand sollte eine Diät machen. Es kommt vielmehr darauf an, dass wir jeden Tag bewusster leben."

MEIN WEISSES BLATT PAPIER

Folgendes sollten Sie vorbereiten, bevor Sie Ihr individuelles weißes Blatt Papier gestalten:

Berechnen Sie, **wie viele Kalorien Sie täglich zu sich nehmen sollten:** Berechnen Sie Ihren Grundumsatz nach der Harris-Benedict-Formel (siehe Seite 22) und multiplizieren Sie ihn mit Ihrem individuellen PAL-Wert (siehe Seite 23).

Berechnen Sie dann, **wie viele Kalorien Sie tatsächlich zu sich nehmen:** Die aktuell aufgenommenen Kalorien ermitteln Sie in einem 14-Tage-Ernährungsprotokoll.

Wie viele Kalorien sollten Sie täglich einsparen? Nehmen Sie im nächsten Schritt eine Ist-Soll-Bestimmung vor. Ziehen Sie von der Ist-Menge die Soll-Menge ab, und Sie wissen, wie viele Kalorien Sie einsparen müssen, um Ihr Wunschgewicht zu erreichen.

Jetzt schauen Sie auf Ihr Ernährungsprotokoll und **verbannen für die nächsten vier Wochen täglich 20 Prozent an Kalorien aus Ihrem Speiseplan.** (Wie es danach weitergeht, lesen Sie auf Seite 48.) Vielleicht haben Sie durch die Lektüre dieses Buches schon ein Gefühl für den Kaloriengehalt und die Energiedichte von Lebensmitteln bekommen. Bauen Sie dieses Wissen gezielt in Ihr weißes Blatt Papier ein. Denken Sie aber daran, dass es nicht darum geht, dass Sie sich alle Leckereien für immer versagen – das klappt sowieso nicht! Überlegen Sie gut, welche Lieblingsspeisen in Ihrer Stress-Box landen und wann Sie gezielt mal „sündigen" – das sind Ihre Bonustage, die Sie zweimal in der Woche einplanen dürfen.

Denken Sie, bevor Sie mit der Minus-20%-Regeln beginnen, in aller Ruhe darüber nach, welche Stolpersteine Ihnen im Weg liegen und was Sie dagegen unternehmen könnten: Sind Sie beispielsweise beruflich stark eingespannt und könnten bewusste Entspannungseinheiten einplanen? Oder kochen Sie immer extra für die Familie? Wie könnten Sie das ändern? Oder auch: Sind Sie ein Typ, der nur schlecht abnimmt? Dann setzen Sie sich nicht unter Druck und stecken Sie sich realistische Ziele. Etc.!

!

Zum Ausrechnen der Kalorien gibt es super Apps und Kalorientabellen in Buchform, z. B. „Kalorien mundgerecht" vom Umschau Verlag.

!

Nach der Ist-Soll-Bestimmung wissen Sie, wie viele Kalorien Sie einsparen sollten.

Datum ______________________________
Ist-Gewicht __________ kg Wunschgewicht: __________ kg
Tagesaufnahme an Energie: etwa ______________ kcal pro Tag
Tatsächlicher Energiebedarf: etwa ______________ kcal pro Tag

Frühstück, etwa _______ Kalorien

Ich spare __________ Kalorien ein.

Zwischenmahlzeit, etwa _______ Kalorien

Ich spare __________ Kalorien ein.

Mittagessen, etwa _______ Kalorien

Ich spare __________ Kalorien ein.

Zwischenmahlzeit, etwa _______ Kalorien

Ich spare __________ Kalorien ein.

Abendessen, etwa _______ Kalorien

Ich spare __________ Kalorien ein.

Stress-Box

2 Bonustage pro Woche ______________________________